d'Alimentation

de la

Ville de Narbonne

Montpellier

Montane

1922

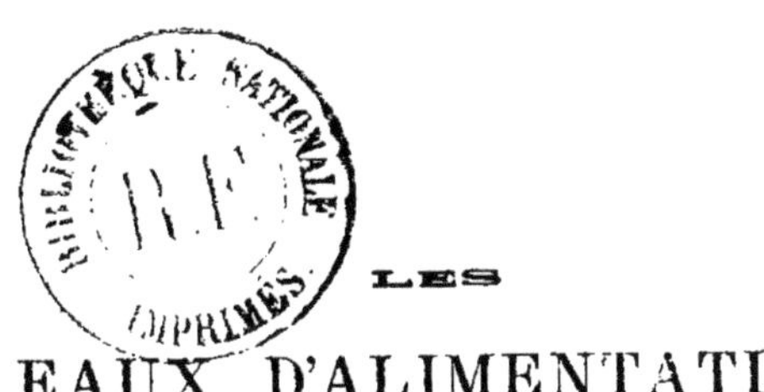

LES EAUX D'ALIMENTATION DE LA VILLE DE NARBONNE

LES

EAUX D'ALIMENTATION

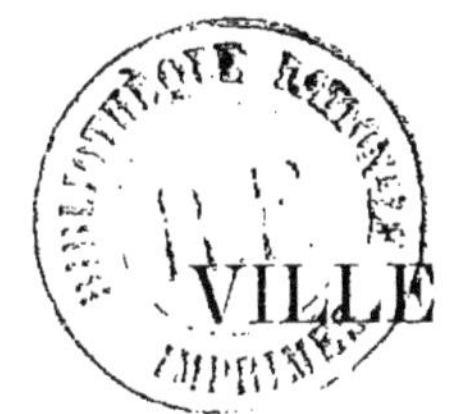

DE LA

VILLE DE NARBONNE

PAR

J. VIALA-LONGEOT

DOCTEUR EN PHARMACIE

MEMBRE DU CONSEIL SANITAIRE DE L'ARRONDISSEMENT DE NARBONNE

VICE-PRÉSIDENT DE LA COMMISSION ADMINISTRATIVE DU BUREAU DE BIENFAISANCE

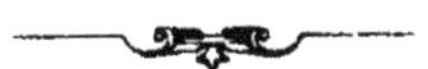

MONTPELLIER

IMPRIMERIE FIRMIN ET MONTANE

3, Rue Ferdinand-Fabre, 3

1922

LES

EAUX D'ALIMENTATION

DE LA

VILLE DE NARBONNE

INTRODUCTION

Les eaux d'alimentation de la Ville de Narbonne ont été l'objet d'une magistrale étude de la part du grand chimiste Armand Gautier dont la science déplore encore aujourd'hui la perte récente. C'est à propos de l'analyse des eaux douces du Bassin de Narbonne, que notre éminent compatriote publia, sous forme de thèse inaugurale, un véritable traité d'hydrologie, première étude d'ensemble sur ce sujet bien souvent repris depuis sa publication. Mais les sources de Fontfroide qu'Armand Gautier a analysées, en 1862, ne sont plus utilisées depuis une vingtaine d'années pour l'alimentation urbaine de Narbonne.

Nous nous sommes proposé de continuer l'œuvre du Maître en étudiant la valeur alimentaire et hygiénique des eaux douces actuellement consommées dans notre Ville.

D'ailleurs, l'étude des eaux d'alimentation d'une ville restera toujours une question d'actualité, car, de tous les facteurs qui contribuent à assurer les conditions d'hygiène les meilleures, à une agglomération humaine, l'eau est certainement le principal. De nos jours, la question de l'eau a pris toute son importance; nous ne nous attarderons pas davantage à démontrer qu'il n'est pas, en hygiène, question plus capitale que celle de l'eau.

En 1891, la Ville de Narbonne comptait 29.942 habitants. Le chiffre de sa population a subi un mouvement descendant avec minimum en 1906 (27.039). Mais Narbonne a heureusement repris sa marche ascendante et le dernier recensement de 1921 accuse 38.956 habitants, soit 783 de plus qu'en 1911.

Or, si ce relèvement est lié étroitement avec la prospérité économique de la Ville, il semble, aussi, être en relation avec l'organisation du Service d'Hygiène et l'utilisation des eaux du puits filtrant, dit de 1910, encore en usage actuellement.

A titre d'indication, voici un tableau montrant l'évolution de la fièvre typhoïde, comparée à la mortalité générale:

Avant 1904:

La mortalité générale était de....	21,3	par 1.000 habit.
— par typhoïde, de.....	0,63	—

De 1904 *à* 1910:

La mortalité générale était de....	21,7	par 1.000 habit.
— par typhoïde, de.....	0,42	—

De 1910 *à* 1921:

La mortalité générale a été de....	17,40	par 1.000 habit.
— par typhoïde, de....	0,27	—

Ce tableau nous permet de constater une diminution de la mortalité par typhoïde, démontrant une meilleure qualité des eaux.

D'après les statistiques fournies par le Ministère de l'Intérieur, Narbonne occupait, avant la guerre, le quarante-huitième rang dans la liste des villes de France classées par ordre décroissant de mortalité typhique.

La connaissance plus approfondie et régulièrement suivie de nos eaux d'alimentation, nous permettra de suivre les relations qui existent entre l'amélioration sanitaire de notre Ville et la pureté de ses eaux de boisson. Nous en avons fait l'étude chimique et bactériologique, car si l'étude chimique d'une eau douce nous fixe sur sa valeur alimentaire, l'étude bactériologique nous montre sa valeur hygiénique, et déjà, depuis quelques années, tous les hygiénistes sont d'accord pour estimer que les deux méthodes doivent se compléter.

Narbonne possède deux système d'adduction d'eau:

1° L'eau de source amenée, par pente naturelle, de Fontfroide;

2° L'eau du puits filtrant de Férioles élevée par pompes.

Des analyses effectuées en diverses saisons, à la suite de pluie ou en période de sécheresse, nous ont permis de reconnaître les variations de leurs compositions. Nous avons analysé les eaux de quelques points particulièrement importants: bassin de concentration, jet avant l'entrée en Ville, bornes-fontaines au centre, jet à la sortie de la Ville, au point le plus bas de Narbonne.

Nous avons pu juger ainsi des modifications apportées par leur passage dans la canalisation.

Notre étude sera divisée de la façon suivante:

I. — Géographie, Géologie du Bassin de Narbonne.

II. — Historique Général.

III. — Historique Hydrologique.

IV. — Etude chimique des eaux.
Technique employée;
Résultats obtenus;
Conclusions.

V. — Etude bactériologique.
Technique employée;
Résultats obtenus;
Conclusions.

VI. — Conclusions générales.

CHAPITRE PREMIER

GEOGRAPHIE, GEOLOGIE DU BASSIN DE NARBONNE

La rivière d'Aude, constituée par la réunion de deux ruisseaux qui prennent naissance l'un au Roc d'Aude, à 2.377 d'altitude, l'autre au pic d'Aude à 2.328 mètres dans les montagnes du Capcir, s'attarde en de multiples méandres parmi les roches primitives et finalement s'écoule, en creusant son lit, dans le massif calcaire des Corbières, vers le seuil du Lauraguais.

L'Aude, se dirigeant vers l'est à la fin de sa course, après avoir reçu l'Orbieu sur sa rive droite et la Cesse sur sa rive gauche, rejoint la mer par l'intermédiaire d'un système de golfes et d'étangs dont l'ensemble forme le bassin de Narbonne; vaste delta dû aux atterrissements successifs apportés par la rivière torrentueuse dont les eaux sont deux fois plus chargées de limon que celles du Rhône et qui arrachent annuellement près de 2 millions de mèt es cubes de matériaux aux terrains qu'elles traversent.

La Ville elle-même, située par 43°10 de latitude Nord et 0°47' de longitude Est du méridien de Paris, occupe l'extrémité Sud de la plaine constituée par les atterrissements des divers étangs et se trouve à 14 kilomètres de la mer. L'Aude, *l'Atax* des anciens Hellènes qui colonisèrent notre contrée à l'aube de la civilisation méditerranéenne, se jetait dans la mer vers Sallèles après avoir reçu la Cesse. Un bras, le plus important d'abord, débouchait à Vendres, l'autre, passant par Narbonne, se perdait dans l'étang de Bages et Gruissan. Ces deux bras principaux étaient séparés du côté de la mer par le système calcaire de la Clape, d'une hauteur moyenne de 200 mètres.

Par la suite, ce fut le bras Narbonnais qui devint le plus important et permit l'établissement de ports des plus prospères; mais au XIVe siècle une série de circonstances firent dévier la majeure partie des eaux de l'Aude vers l'ancienne direction et les ports de Narbonne furent à jamais condamnés.

Ce bassin de Narbonne, parfaitement délimité, offre trois seuils, limités eux-mêmes, par les collines de faible altitude: le seuil du Lauraguais entre les Corbières et la Montagne Noire, l'embouchure actuelle de l'Aude entre la colline de Nissan et la Clape et le Grau de Gruissan entre la Clape et les derniers pointements des Corbières.

Les collines secondaires du système de la Clape formées de calcaires liasiques, de calcaires jurassiques et de grès secondaires à lignites, bornent le bassin au sud-est et le séparent de la mer. Des collines également secondaires se reliant aux Corbières, le bornent au sud-ouest.

D'autre part le bassin est borné au nord-ouest par les collines secondaires de Bize se rattachant aux terrains de transition de la Montagne Noire et ce sont les formations tertiaires de Nissan qui le bornent au nord-est.

Si l'on recherche la nature des matériaux qui se sont déposés dans ce vaste golfe dont les côtes, peu élevées, sont presque entièrement formées de calcaire jurassique et de grès vert, on constate que ce sont les formations d'eau douce qui dominent.

La série des dépôts tertiaires, commence par un grand dépôt d'eau douce, caractérisé par des combustibles fossiles parfois exploités. Ce sont des terrains analogues aux formations à lignites des environs de Montpellier et qu'on rencontre surtout à Bize, à la Caunette entre Narbonne et Saint-Pons. Un deuxième terrain d'eau douce présente la plus grande analogie avec les formations gypseuses du bassin de Paris. Ce terrain a comblé presque entièrement le bassin de Narbonne et quatre principaux systèmes de couches composent cette formation.

Le plus inférieur est entièrement formé de marne et de gypse, il est particulièrement visible à Malvézy et à Védilhan où l'on a exploité des plâtrières.

Au-dessus de ce dépôt gypseux dépourvu, en général, de fossiles, paraît s'être déposé une marne d'eau douce remarquable par les nombreux débris de plantes qu'elle renferme. On y trouve aussi quelques poissons et quelques coquilles bivalves. Ce sont les carrières d'Armissan, village situé à 8 kilomètres de Narbonne, où ce terrain a donné lieu à une exploitation de dalles utilisées pour le pavage. Les échantillons, exposés au Musée de Narbonne, montrent des espèces communes ,qu'on retrouve actuellement dans le nord de l'Amérique (Canada, Virginie, Caroline), conservées comme dans les pages d'un herbier gigantesque.

Après ce dépôt marneux, peu développé, se trouve un troisième système de couche visible, surtout à Armissan où il repose directement sur le deuxième système; c'est un calcaire blanchâtre qu'on retrouve à Sigean, à Ricardelle, à Fleury, à Salles, à Moussan.

Le quatrième système est formé par un dépôt d'argile rouge à calcaire, il est très répandu dans les environs de Narbonne. On n'y trouve pas de fossiles; à la base on y rencontre des calcaires d'eau douce et au sommet on y trouve des calcaires d'origine marine.

Cette couche est visible à Malvézy où on la voit recouvrir la formation gypseuse. Elle forme aux environs de Moussan des collines assez élevées dont le sommet offre des calcaires à coquilles marines. On retrouve cette formation, à Ornaisons, à Cruscades, à Lézignan. Dans cette dernière localité, les couches supérieures renferment de grandes huîtres pressées les unes contre les autres et parfaitement conservées.

Ces argiles rouges à calcaires sont, dans plusieurs endroits, exploitées pour la poterie commune.

Dans les environs même de Narbonne, les argiles rouges déposées en eau douce, sont presque toujours recouvertes par un calcaire d'origine marine. Ce calcaire, peu développé, s'observe surtout à Creissel où il est exploité comme pierre de taille; à Sainte-Lucie, ce calcaire est plus développé; Marcorignan offre aussi un calcaire marin quartzeux; Fleury présente également une exploitation de calcaire marin tertiaire.

Les formations géologiques d'origine lacustre produites après les dépôts marins, se composent de marnes calcaires contenant des silex, des calcaires sédimentaires et des terrains d'alluvions.

La première de ces formations, observée à la Vernède, est un banc de silex meulière, recouvrant les grès de la formation marine précédente.

La deuxième formation lacustre se rencontre à Bize, près des anciens moulins et consiste en un calcaire léger.

Le même calcaire se retrouve à Ferrals et donne lieu

à une exploitation de pierre à bâtir. On revoit ce calcaire, d'importance variable et reposant sur l'argile plastique rouge, dans le bas des vallées, à Lézignan, à Ferrals, à Fabrezan.

Les alluvions abandonnées par l'Aude, aux environs de Narbonne, présentent une importance considérable attestant l'impétuosité du régime torrentiel de la rivière.

Les terrains d'alluvion anciens sont très développés; les galets et les cailloux roulés qui composent le terrain d'alluvion du Veyret, sont en général des calcaires marneux, des grès verts et des quartz laiteux.

On y trouve aussi quelques fragments roulés de roches primitives: diabases porphyroïdes ou gneiss.

Une coupe dans les terrains d'alluvions ancien du Rec de Veyret, ainsi que celle qu'on rencontre sur la route de Coursan n'offrent pas, les galets, les cailloux, les sables qui les composent, déposés dans un ordre régulier de densité ou de grosseur. Ce terrain résulte d'un grand nombre de dépôts successifs, sans ordre apparent, analogue au terrain d'alluvion moderne.

On rencontre de pareils dépôts à Cruscades près de l'Orbieu, à Ferrals, à Bize. Dans cette dernière localité, les galets sont beaucoup plus volumineux, on y trouve aussi beaucoup plus de débris de roches primitives.

Le terrain d'alluvion qui a rempli les cavernes à ossements est beaucoup plus récent et paraît n'avoir pas été amené d'aussi loin que le précédent. Il est généralement formé par du limon rouge et du limon noir mélangé de galets à demi roulés, de calcaire marneux et de grès vert.

C'est parmi ces dépôts qu'ont été découverts, en quantité considérable, des ossements de toute esp.ce, mêlés à des coquilles terrestres.

Les cavernes à ossements de Bize sont bien connues et

constituent une curiosité naturelle des plus intéressantes du bassin de Narbonne.

Les terrains d'alluvions et d'atterrissement, que déposent actuellement les rivières, ont provoqué l'exhaussement progressif du sol du bassin de Narbonne, l'assèchement des marais et séparé à jamais la Ville de la mer.

L'antique golfe, l'ancien lac successivement transformé en pâturage, en terre à blé, présente actuellement de vastes vignobles magnifiques remarquablement cultivés attestant le labeur méthodique et constant de nos compatriotes.

CHAPITRE II

HISTORIQUE GENERAL

Dans ce large bassin de Narbonne, parfaitement circonscrit, à l'abri des pointements calcaires permettant de suivre encore la trace de l'ancien littoral, aussi découpé alors que le sont les côtes actuelles de la Provence ou de la Grèce, les points d'escales, les petits ports nécessaires à une vie très active et très ancienne de relation, n'ont de tout temps, sûrement pas fait défaut.

D'autre part, les voies terrestres, très anciennes, de communications, voie *Herculéenne,* voie *Domitienne,* voie *Ibérique,* montrent l'importance de la région qui nous occupe comme nœud de communication et situent Narbonne comme croisée des chemins antiques faisant communiquer les habitants du bassin *Rhodanien,* ceux du bassin d'*Aquitaine* avec ceux de la presqu'île *Ibérique.*

Par les couloirs descendant de la Montagne Noire, des Cévennes, des Corbières; par le seuil du Lauraguais, par les terrasses qui s'étagent de la Méditerranée aux Cévennes, du littoral aux Corbières, de tous temps, les races les plus diverses ont été en contact, à Narbonne, avec les *Thalassocraties* antiques venues du bassin occidental et oriental de la fosse Méditerranéenne.

Dès lors comment nous étonner que, dans ce pays privilégié par la douceur du climat, par la proximité des montagnes modestes ou escarpées, par le voisinage des forêts, des pâturages et de la mer, les premières races d'hommes aient évolué sur place pendant les différentes périodes de la préhistoire?

Les grottes de Bize nous ont heureusement conservé les traces de la vie des hommes qui ont occupé les confins du bassin de Narbonne aux différents stades de l'âge de la pierre.

La race fixée dans les Bouches de l'Aude, deux mille ans environ avant notre ère, est appelée LIGURE par les premiers historiens Grecs qui s'occupent des habitants des côtes de notre pays. Les ELISYQUES dont parle HÉCATÉ DE MILET, au ve siècle avant notre ère, avec leur très vieille capitale NARBON ou NEDENHA, semble bien avoir été une tribue LIGURE.

Les IBÉRES, les UMBRANICI, les LONGOSTALETES eurent, fort probablement, des établissements importants dans le bassin de Narbonne et peut-être à Narbonne même; mais il n'est pas douteux que les républiques EGÉENNES et les PHÉNICIENS n'aient fondés des comptoirs dans cette région, car si nous ne connaissons aucune trace matérielle de leur occupation, certains noms de lieux et le souvenir de certains cultes, rendent l'hypothèse presque certaine.

Les archives des JUIFS, conservées à Avignon, présentent des traces de ces échanges et relatent l'alliance qu'aurait conclu le roi DAVID avec les Narbonnais à la fin du deuxième millénaire avant J. C.

Les échanges commerciaux et intellectuels avec la Grèce historique sont bien mieux établis. Les découvertes de M. ROUZAUD à Montlaurès, rendent évident les contacts suivis et actifs entre les Hellènes et les peuples établis dans le bassin de Narbonne.

C'est ainsi que, de très bonne heure, notre contrée connut la civilisation de l'âge du bronze apportée par les différents peuples marchands, originaires du bassin oriental de la Méditerranée.

La région fut encore plus soumise à l'influence grecque vers le ve siècle avant J. C., lorsque Marseille, devenue toute puissante, eut établi des comptoirs maritimes des Alpes aux Baléares. Narbonne massaliote, s'affranchit rapidement de la tutelle de Marseille et le commerce narbonnais se répandit alors sur tout le bassin méditerranéen. Cette puissance prospère dura jusqu'au jour où les progrès de Carthage d'abord, puis de Rome, vinrent limiter et finalement fermer les marchés orientaux.

A cette époque, à l'arrière du pays narbonnais, sur les versants méridionaux de la Montagne Noire, une race nouvelle apparaît venant du Nord. Ce sont les CELTES dont l'arrivée sur le littoral méditerranéen marque, pour notre région, le passage de l'âge du bronze à l'âge du fer.

Une puissante tribu gauloise, les VOLSQUES TECTOSAGES, s'installe aux confins du bassin narbonnais.

Cet apport ethnique nouveau se mélangea pacifiquement avec les races anciennes, car nous avons traces de mœurs différentes évoluant côte à côte.

C'est dans cette région civilisée, imprégnée pendant plusieurs centaines d'années de culture hellénique, que les troupes d'ANNIBAL passèrent, 220 ans avant J. C. marchant sur Rome pour étreindre la puissance romaine.

Le premier soin de Rome victorieuse fut de rétablir et de fortifier la route d'Espagne. L'antique voie Héracléenne restaurée, rectifiée, devient avec DOMITIEN, la voie Domitienne, deux siècles avant J. C.

Narbonne acquiert alors, définitivement, la physionomie qui la caractérisera pendant de longs siècles; Narbonne devient ville de passage, ville de cantonnement, ville de commerce, ville de colonisation. A travers ses différents noms, malgré les vicissitudes qui durent marquer la conquête définitive des Gaules, NARBO MARTIUS, NARBO JULIUS, Narbonne est en fait la capitale d'une région imprégnée de civilisation hellénique, prête à donner son apport à Rome, dans la civilisation gréco-romaine.

Les écoles de la Narbonne romaine sont célèbres, et nous ne citerons que le nom de TERENTIUS ATACINUS, charmant poète dont s'inspira VIRGILE.

Narbonne, principale ville et capitale de la Narbonnaise, pendant plusieurs siècles, connut à plusieurs reprises la prospérité la plus grande et la misère la plus inouïe.

Héritière du trafic marseillais, ruinée par un incendie succédant à une peste, relevée par la munificence impériale, Narbonne perd la suprématie au bénéfice de Nimes, redevient grande ville aux monuments splendides, à la vie facile et heureuse, grâce à la reprise du commerce avec l'Orient, jusqu'au moment des grandes invasions barbares.

Cette ville, toute pénétrée de civilisation antique, fut réfractaire à la diffusion de l'idée chrétienne, et si l'on peut admettre que les premiers chrétiens qui foulèrent le sol de notre région furent des matelots syriens se retrouvant dans les tavernes narbonnaises, il faut attendre le IIIe siècle de notre ère, pour que Narbonne soit le siège officiel d'un évêché.

Narbonne fut traversée en 407 par les VANDALES, les SUÈVES et les ALAINS en marche sur l'Espagne. Une tribu visigothe, à la solde de l'empire, s'établit à Narbonne en 412. En 419, les Visigoths s'établissent définitivement en Aquitaine; Narbonne reste cependant romaine, jusqu'en 462 et devient alors visigothe sous THÉODORIC; mais ce n'est qu'en 476 que les territoires occupés par les Visigoths furent officiellement détachés de l'empire romain.

Les Visigoths restèrent à Narbonne près de 300 ans.

La première race de nos rois ne devait jamais régner sur Narbonne et les francs des princes mérovingiens combattirent les Visigoths de la Narbonaise, devenue Septimanie, sans les réduire. La domination visigothe fut légère et la race souveraine prit peu à peu les mœurs, les habitudes de la race conquise.

Plus dure et plus violente fut l'invasion arabe. Dès 719 Narbonne fut prise, son commerce complètement anéanti et resta place d'arme des Sarrasins pendant quarante ans.

Narbonne resta sarrasine, malgré la victoire de Charles Martel à Poitiers, malgré les deux expéditions qu'il organisa en 735 et 737 en Septimanie, ce n'est qu'en 759, que Pépin le Bref, envoyé par son père, pour achever et organiser la conquête de la région narbonnaise, put entrer dans Narbonne, après un siège de sept ans.

Devenue ville forte du duché de Gothie, l'habile politique de Charlemagne, l'institution des « Missi Dominici » placèrent définitivement Narbonne parmi les villes importantes de la marche de Gothie, territoire fortifié, marche militaire destinée à défendre du côté de l'Espagne l'Empire Carolingien.

Narbonne ne connut rien des désordres qui suivirent le démembrement de l'empire de Charlemagne; pendant près de deux siècles, l'histoire de Narbonne n'appartient plus à l'histoire des pays situés au nord de la Loire.

Le dernier acte carolingien concernant le Midi, date de 955, et le premier diplôme capétien intéressant notre région est daté de 1134.

Pendant près de deux cents ans, ce furent les seigneurs

féodaux et les évêques qui eurent la charge de gouverner et d'administrer la ville.

Durant le régime féodal dès le IXe siècle, Narbonne est successivement capitale du Duché de Septimanie, du Marquisat de Gothie, du Duché de Narbonne, résidence des Comtes de Narbonne. La faiblesse de la puissance souveraine provoque l'instabilité des dynasties seigneuriales; pendant le Xe, le XIe et le XIIe siècles, Narbonne assiste aux luttes des Vicomtes de Narbonne, contre le puissant Archevêque et leur suzerain commun, le Marquis de GOTHIE.

Le morcellement extrême du Midi français, pratiquement indépendant de la souveraineté de l'île de France, n'était pas sans grave danger et, d'instinct, les petites seigneuries se rapprochèrent des grands vassaux capables de les protéger.

Narbonne, porte de mer, route d'Espagne, d'Aquitaine et de Gothie, fut convoitée par bien de puissants voisins.

A la fin du Xe siècle, Narbonne, avec le marquisat de Gothie, relevaient des comtes de Toulouse, héritiers de la souveraineté des ducs d'Aquitaine.

Pendant les Xe et XIe siècles le sort de Narbonne est lié à celui de la maison des comtes de Toulouse, malgré les intrigues des comtes de Barcelone et des rois d'Aragon; et dans les premières années du XIIIe siècle, le comte de Toulouse exerce une suprématie indiscutée sur notre ville par l'intermédiaire des vicomtes de Narbonne: la lignée des AYMERI et des AMALRIC.

Nous sommes à la veille de l'affaire des Albigeois; le Midi, malgré de nombreuses et dures invasions, n'a pas su s'organiser; il est resté sous le régime de la villa et de la cité romaine; ses forces sont dispersées, les dissensions intestines profondes, sa civilisation originaire, pénétrée du goût hellenique, résultat d'un heureux mélange d'apports les plus divers, évolue lentement, sûrement, vers un idéal tout particulier, en harmonie avec ses aspirations très personnelles.

C'est la civilisation des troubadours, de l'amour courtois, des jeux floraux, des chevauchées contre le maure, civilisation trop frêle encore, destinée à périr trop vite, sous la puissante poussée des barons du Nord.

Narbonne, ville placée sous la protection du pape, n'eut pas à souffrir, lors de l'arrivée des croisés dans le Midi, et ne fut pas détruite par l'incendie comme Béziers et Carcassonne; mais la croisade tournant rapidement à la conquête, le chef des envahisseurs en vint aux mains, dans Narbonne même, avec les légats du pape et, en 1215, Simon de MONTFORT avait annexé Narbonne aux villes déjà conquises.

Narbonne, rendue indépendante par RAYMOND VII de Toulouse, fut donnée par ce dernier à saint LOUIS, par le traité de Paris, en 1229.

Narbonne, définitivement annexée à la couronne des rois de France, reste encore une grande cité, et de cette époque datent les monuments qui forment actuellement la parure de la ville.

Saint-Paul, dédiée au premier évêque de Narbonne, construite en 1229 sur l'emplacement de l'église abbatiale d'un très ancien monastère.

Saint-Just, avec son chœur s'élevant à plus de quarante mètres au-dessus du sol, cathédrale conçue sur un plan majestueux, mais qui ne fut jamais achevée (1).

---

(1) L'abbé Sigal dans le *Bulletin de la Commission archéologique de Narbonne* 1921, a publié une remarquable étude sur cette église et fait revivre les difficultés rencontrées par le Chapitre, pour l'achèvement de ce monument au XIVe siècle.

L'emplacement de Saint-Just fut consacré au culte chrétien, dès les premiers siècles de notre ère.

La basilique élevée à cet endroit fut incendiée par les vandales en 417 et reconstruite en 441 par l'évêque Rustique. La troisième église édifiée à la même place, pour remplacer la précédente, fut érigée par l'archevêque Théodard en 890, et nous avons des traces de l'impression laissée aux voyageurs par la magnifique église romane narbonnaise. C'est en 1272 que l'archevêque Maurin édifia, à la place des ruines de l'église romane, sur le plan des églises du nord de la France, la cathédrale actuelle.

Il n'y a jamais eu d'achevé que le chœur, avec ses chapelles rayonnantes et les grosses tours qui servent de clochers.

Malgré les travaux amorcés plusieurs fois au xviiie et au xix siècles, ces derniers dirigés par Viollet-le-Duc, Saint-Just n'est pas achevée, son chœur, ses chapelles, les premières traveés de sa nef attestent le plan magnifique qu'avait rêvé de réaliser l'archevêque Maurin.

La grande tour carrée, en bossage de l'Hôtel-de-Ville, date de la fin du xiiie siècle et du commencement du xive siècle.

Quant aux vestiges des monuments de l'antiquité classique, on les retrouve soigneusement réunis à l'église Lamourguier, dont la construction remonte aux xiiie et xive siècles.

La suprématie de Narbonne touchait cependant à sa fin. La ville, à la fin de l'affaire des Albigeois, avait bien souffert; le commerce incertain était délaissé et, sous prétexte d'hérésie albigeoise, les juifs, les levantins, les maures étaient persécutés, dispersés. La prospérité de Montpellier, la création d'Aigues-Mortes limitent son champ d'action commercial. On néglige de réparer le chenal construit par les Romains; on abandonne les travaux régularisant le cours de l'Aude à Sallèles.

Les ports de la ville s'ensablent de plus en plus, le cours de l'Aude tend à reprendre la direction de Coursan.

En 1320, la digue de Sallèles cède sous une crue exceptionnelle et la rivière, abandonnant son lit, s'écoule tout entière vers Coursan et la mer.

La navigation narbonnaise est définitivement anéantie.

La guerre de Cent ans et la peste de 1348 achevèrent la ruine de la ville.

En 1355, le Prince Noir, à son retour de Capestang, furieux de sa retraite, brûle le bourg; mais la cité put résister à l'attaque de vive force, malgré les atteintes de l'épidémie.

Dès lors, des causes secondaires achèvent la ruine de notre ville. Elle pourra se relever peu à peu de ses misères, sa situation de place forte frontière lui assure une vie parfois très active, mais Narbonne, capitale des pays étagés au fond du golfe de Lion, est définitivement déchue.

Les brigandages des grandes compagnies, le désarroi où la faiblesse des seigneurs locaux laissaient la ville, montrèrent à Narbonne la nécessité de se rapprocher des villes voisines et provoquèrent la formation des Etats languedociens, dont les archevêques de Narbonne occupèrent traditionnellement la présidence, jusqu'à la fin du XVIIIe siècle, avec le titre de primat de la province.

Jusqu'au XVIIe siècle, Narbonne, place forte frontière, fut particulièrement prisée par les rois de France.

FRANÇOIS Ier améliora ses fortifications et l'embellit.

Nous possédons de beaux restes datant de la Renaissance française (la maison des Trois-Nourrices).

Pendant les guerres de religion, au XVIe siècle, Narbonne, ville archiépiscopale, est résolument catholique et soutient la politique du gouverneur du Languedoc, le comte de MONTMORENCY.

Lors des troubles qui suivirent la mort de HENRI III, MAYENNE se maintint à Narbonne, route d'Espagne, espérant recevoir des secours étrangers, que le mouvement d'Antonio PÈREZ empêcha d'arriver, et notre ville fut une des dernières de France qui reconnurent l'autorité de HENRI IV.

Durant la période troublée, marquée par la révolte de Henri de MONTMORENCY, l'archevêque Claude de REBÉ, pensionné par RICHELIEU, appuya la politique du cardinal. Celui-ci vint à Narbonne avec le roi LOUIS XIII, et c'est dans notre ville que fut arrêté CINQ MARS, après la découverte de sa conspiration.

Après l'annexion du Roussillon à la France, Narbonne perdit son importante guerrière, devint une des vingt-deux villes, chefs de diocèse, participant aux Etats de Languedoc, dont la présidence était dévolue à notre archevêque.

Au cours des XVIe, XVIIe et XVIIIe siècles, Narbonne connut une prospérité relative, la ville reste toujours la principale étape sur la route d'Espagne. Les archevêques sont de grands seigneurs participant aux largesses royales. La tour de l'archevêché, les aménagements actuels du palais archiépiscopal, devenu le musée, datent de cette époque.

Lors de la convocation des Etats généraux, en 1789, le clergé, rompant avec la tradition, ne crut pas devoir désigner, pour le représenter, l'archevêque DILLON, président des Etats. C'est que la représentation par les privilégiés ne répondait plus aux aspirations du Languedoc et de la France; l'égalité se faisait jour.

Le 21 février 1789, les Etats de Languedoc se réunirent pour la dernière fois, sous la présidence de l'archevêque de Narbonne.

Dès lors, Narbonne participe à l'évolution des idées libératrices de la révolution et à la vie moderne du XIXe siècle. Louis-Philippe restaure ses remparts pour la dernière fois. Ceux-ci devaient être définitivement abattus en 1867.

L'établissement des chemins de fer provoque pour Narbonne et ses environs un changement dans la richesse et dans les habitudes. Les gras pâturages, les terres à blé des bouches de l'Aude font place peu à peu aux vastes vignobles actuels. La possibilité d'importer le blé, de le transporter rapidement et sûrement aux lieux de consommation, la réciproque assurée pour le vin narbonnais déterminent la plantation, à outrance, de la vigne. Mais cette évolution connut bien des crises avant d'être parfaitement ajustée. Nous gardons tous le souvenir de la dernière, qui provoqua l'éclosion de la renaissance économique de notre région, malheureusement payée par trop de larmes. Du moins, elle montra que le Narbonnais était riche en hommes de caractère. Notre ville le montra encore mieux, tout récemment, à l'occasion d'une autre crise, nationale cette fois, où la France connut un péril extrême. Les enfants de Narbonne, terriens par excellence, ont donné sans compter, pendant quatre ans, leur sang pour la liberté menacée.

Le court historique qui précède, forcément incomplet, montre que, de tous temps, la terre narbonnaise a su produire l'homme de la circonstance, au caractère et au talent reconnu par tous.

Lorsque de pareils hommes suivent des voies parallèles, ils rehaussent concurremment l'éclat de la petite patrie et, partant, de la France. Mais si les circonstances les placent sur le même chemin, la voie devient trop étroite, de tels hommes s'affrontent pour le plus grand dommage de leurs contemporains.

A l'occasion d'une perte récente, la cité endeuillée, recueillie d'abord, semble actuellement s'orienter vers une ère de paix, de travail et d'enthousiasme.

Elle attend, calme et vaillante, celui qui fixera ses destinées et la dirigera dans la voie que lui trace son passé, lourd de travail, de sacrifice et de gloire.

CHAPITRE III

HISTORIQUE HYDROLOGIQUE

Nous avons vu que, dès la plus haute antiquité, Narbonne fut le siège d'une agglomération importante; ses habitants durent donc éprouver le besoin de se procurer de l'eau douce pour les alimenter.

Fort probablement, les premières races d'hommes qui occupèrent le bassin de Narbonne se contentèrent d'user de l'eau de la rivière ou des ruisseaux se jetant dans l'ancien lac et des sources vauclusiennes, abondantes à la périphérie du bassin.

I. — Des origines au XVe siècle

Ils durent, par la suite, forer des puits, recueillir l'eau de pluie dans des citernes; mais là ne se bornèrent sans doute pas leurs travaux. Sidoine Appollinaire (1), en chantant dans ses vers la salubrité de Narbonne aux premiers siècles de notre ère, vante cette ville puissante par ses thermes et ses sources (*potens thermis et fontibus*). M. de Marco parle de deux établissements de bains utili-

(1) Sidoine Appollinaire, Canneri 23.

sés au XIIIe siècle, situés près de l'église de Saint-Paul et des murs de la ville. Ils étaient alimentés par les eaux de la fontaine de Saint-Paul et d'une autre fontaine située extérieurement, dans les fossés de la ville. Les thermes disparurent lors des constructions des dernières fortifications.

Comment l'eau des sources était-elle captée et parvenait-elle dans la ville? La plus grande incertitude règne à ce sujet. Utilisait-on des aqueducs amenant l'eau de source, aujourd'hui inutilisables, par suite de l'élévation continue du sol urbain? Rien ne permet de l'affirmer, bien qu'une canalisation ait été retrouvée près du passage à niveau de Bize, au cours de fouilles récemment pratiquées. Cette canalisation débite une eau très claire, en assez grande quantité; elle est recouverte de dalles épaisses et de grande surface; il serait peut-être intéressant de rechercher le débouché de cette canalisation.

Il paraît probable, tout au moins, que des puits, et peut-être des citernes, ont fourni pendant un certain temps une partie, sinon la totalité, de l'eau utilisée par les Narbonnais pour leurs usages domestiques.

Nous n'avons pas trouvé de documents permettant d'apporter plus de précisions sur l'alimentation en eau de Narbonne pendant cette longue période.

La disette en eau dut maintes fois se faire sentir si vivement que, pour y remédier, une canalisation des eaux de sources, que nous allons examiner plus longuement, fut établie au XVe siècle et fut utilisée pendant plus de quatre cents ans.

II. — Sources de Fontfroide

Des traités furent passés en 1495 et en 1501, entre les consuls de Narbonne et les seigneurs de Montredon, pour assurer la propriété et le droit de passage des eaux de sources, moyennant une redevance annuelle « d'une paire de gants » et l'installation de jets libres pour alimenter les abreuvoirs des bergeries; et, en 1501, le frère Bernard Massols, de l'ordre de Saint-Jérôme, s'engagea à faire exécuter les travaux d'adduction des eaux de sources de Saint-Pierre et d'Orioles; celles des sources du Duc ont été, par la suite, réunies aux eaux des premières, mais aucun document ne permet de fixer à quelle époque.

Ces sources prennent naissance dans la deuxième bande de terrain triasique située sur la partie occidentale du chaînon de Fontfroide et se montrant près d'Aussières, à l'ouest de la route de Narbonne à Lagrasse.

Elles sont ainsi situées:

Les eaux du Duc sortent en grande partie d'un rocher placé sur la rive gauche du ruisseau de Veyret, entre ce dernier et la route; très abondantes en hiver, elles ne dépassent pas 165 mc. par jour en période de sécheresse, même en y comprenant le débit des deux autres bassins placés sur la rive droite.

La source de Saint-Pierre est captée au moyen d'un aqueduc souterrain, d'une trentaine de mètres de longueur.

Celle d'Orioles, abandonnée pendant quelques années, est de nouveau réunie aux deux premières, bien que ses eaux soient particulièrement calcaires.

Les eaux des trois sources sont amenées au moyen de conduites en poterie dans un bassin de concentration placé au pied d'une colline portant les restes d'un ancien château féodal. Les longueurs des canalisations d'amenée sont respectivement de 1.200 mètres pour le Duc, de 150 mètres pour Saint-Pierre et de 180 mètres pour Orioles.

En été, le débit journalier de Saint-Pierre est de 100 mètres cubes environ, et celui d'Orioles de 30 mètres cubes environ, soit un total pour les trois sources ne dépassant pas 300 mètres cubes.

Aujourd'hui, ces eaux n'arrivent plus qu'à l'entrée de la ville; elles sont utilisées uniquement par les riverains de l'acqueduc d'amenée et pour l'alimentation des bornes-fontaines placées en bordure des routes suivies par la canalisation, d'une longueur de 6 kilomètres environ.

La canalisation est composée de tuyaux Chameroy en tôle bitumée, depuis le regard de réunion jusqu'au lieu dit « Cap de Pla »; elle débouche, à cet endroit, dans un aqueduc fermé et voûté, d'une longueur de 2.600 mètres environ, contenant des gargouilles en poteries vernissées, où l'eau coule à découvert. Les principaux travaux ont été faits par M. de Clapiès en 1725, par M. Conil en 1784, qui fit construire l'acqueduc, mais en utilisant comme conduite des tuyaux fermés, remplacés en 1801 par des poteries demi-cylindriques placées sous la direction de M. Figeac, ingénieur des ponts-et-chaussées. Depuis 1801, différents travaux ont été exécutés, principalement pour les canalisations intérieures.

Des travaux extérieurs furent accomplis aussi au début du siècle dernier; c'est ainsi que la fontaine de Bourg, dont le bassin était formé de longs fragments de marbre blanc, sur lesquels étaient sculptés des aigles et des foudres semblabes à ceux figurant au-dessus de la porte des pèlerins, et qui provenaient sans doute des frises d'un ancien temple, fut reconstruite en 1825 et remplacée en 1840 par une fontaine monumentale.

Les travaux relatifs à la canalisation de Fontfroide ne présentèrent plus qu'un intérêt relatif, depuis l'abandon des eaux de sources pour l'alimentation des habitants. Cet abandon est d'autant plus regrettable que les analyses bactériologiques, en particulier celles faites par M. Daumezon, directeur du bureau d'hygiène de la ville en 1912 et en 1913, ont permis de constater que les eaux de sources dites de Fontfroide sont suffisamment pures et peuvent être utilisées, si les précautions réglementaires étaient prises pour les garantir de toute contamination, soit à l'origine, soit sur le parcours, principalement dans l'aqueduc de Conil.

Ces sources donnaient en 1859, même en temps de sécheresse, 15 pouces d'eau, soit 288.000 litres, ce qui aurait assuré 23 litres par habitant, mais le tiers à peine de ces eaux arrivait jusqu'aux fontaines.

Les sources réunies débitaient, d'après M. de Clapiés, qui en fit le jaugeage en août 1720, 15 pouces et demi. En août 1851, M. Laffont a reconnu que ces sources ne débitaient que 15 pouces. L'évaluation plus forte de un demi-pouce provient de la source d'Orioles et du lieu plus rapproché de l'émergence de cette source, où avait été fait le premier jaugeage.

En 1868, les fontaines alimentées par les eaux des sources étaient placées : à Saint-Just, la Peyrade, sous-préfecture, pénitents blancs, rue Sainte, place de l'Ancienne-Mairie (quatre jets), hôtel-de-ville (trois jets), charité et hôpital.

En 1896, la fontaine à trois jets de la place de l'Hôtel-de-Ville et celle à quatre jets de la place de l'Ancienne-

Mairie coulaient seules; depuis, une unique concession, celle de M. Saint-Amans, placée après le syphon du chemin de fer, est alimentée péniblement, l'eau ne dépassant pas cette concession.

Il est évident que le débit des sources ne justifierait pas l'engagement de grosses dépenses pour la remise en état des canalisations, actuellement en très mauvais état, mais il est permis d'effirmer qu'avec un entretien peu coûteux le service des eaux aurait pu, s'il avait exigé de son personnel un peu plus de zèle, éviter l'engorgement de la gargouille de l'aqueduc de Conil et conserver en ville quatre ou cinq fontaines, en particulier celles de l'Hôtel-de-Ville et celle de la place de l'Ancienne-Mairie, ce qui auraiit permis aux habitants d'avoir, au moins, l'eau de boisson, lorsque l'usine plus récente de Férioles est en chômage, ce qui, malheureusement, arrive encore trop fréquemment.

Si on voulait utiliser uniquement, pour l'alimentation de la ville, l'eau de toutes les sources pouvant prendre naissance dans le bassin de Narbonne, aurait-on pu obtenir un volume d'eau suffisant? Il semble bien que la réponse ne puisse être que négative.

En effet, l'examen des terrains environnant Narbonne permet d'affirmer que cette ville ne peut être entièrement alimentée par les eaux de sources.

Placée, nous l'avons vu, à proximité de collines: Corbières, Clape, appartenant à l'étage inférieur de la formation crétacée, de grandes sources pérennes ne peuvent prendre naissance dans des couches perméables dont les masses sont insuffisamment étendues.

Une seule source importante, celle de la Mayral, donne une eau imbuvable, ne dissolvant pas le savon et ne cuisant pas les légumes.

Dans la Clape, une source débitant 35 mètres cubes en vingt-quatre heures alimente le village de Gruissan ; ce débit est insignifiant.

Les Corbières, de formation jurassique ou crétacée, paraissent reposer sur une formation triasique émergeant par places par des failles de la couverte supérieure.

Les recherches de sel gemme exécutées par M. Gaston Gauthier ont permis de déterminer exactement la direction (N.-E. - S.-O.) de quatre bandes de terrain triasique de direction parallèle au chaînon de Fontfroide, de largeur variant de 100 à 300 mètres, comprenant des marnes et des glaises bariolées de couleur variant du rouge clair au gris verdâtre et renfermant des dépôts de gypse blanc, gris ou rougeâtre.

Quelques pointements ophitiques interrompent par places ces marnes ou glaises.

Les quelques petites sources émergeant des failles produites par l'irruption de la première de ces couches triasiques situées sur le versant oriental du chaînon de Fontfroide sont insuffisantes pour alimenter les villages voisins ; elles sont très éloignées et leur utilisation ne peut être envisagée. Parmi ces sources, trois seulement ne tarissent pas en été ; elles alimentent les domaines de Jonquières, de Java, et le village de Peyriac-de-Mer.

Les sources dites de Fontfroide prennent naissance, ainsi que nous l'avons dit, dans la deuxième bande de terrain triasique. Les sources, naissant dans les deux autres bandes triasiques, d'un très faible débit et ne pouvant être amenées à Narbonne par la pente naturelle, car elles se trouvent dans la vallée de l'Aussou, ne présentent, par suite, aucun intérêt.

Cette insuffisance étant démontrée, il fallait donc chercher d'autres points qui puissent procurer à Narbonne le complément d'eau nécessaire pour l'alimentation, ou tout au moins pour le nettoyage et l'arrosage de la ville et des jardins publics.

L'idée, qui devait venir tout d'abord à l'esprit, fut de puiser l'eau dans le canal de la Robine, qui traverse la ville.

III. — Utilisation des eaux du canal de la Robine

Le canal, attribué aux Romains, est une dérivation des eaux de l'Aude; autrefois, large d'environ 100 mètres, long de 2.000, profond de 10, soutenu de chaque côté d'une muraille continue, formée de pierres carrées, à travers les étangs de Bages et de Sigean, il permettait aux plus grands vaisseaux d'entrer dans le port de Narbonne (1).

Depuis de nombreux siècles, la ville de Narbonne utilise une partie des eaux de ce canal pour l'arrosage de ses rues et de ses jardins ou promenades. Malheureusement, ce qui s'était produit pour les eaux de sources s'est renouvelé pour l'installation dite du Château d'Eau, et aujourd'hui les eaux du canal ne servent plus qu'à alimenter quelques bouches d'arrosage de la promenade neuve, pendant six mois environ.

L'installation primitive comprenait une ancienne machine élévatoire mise en marche par une roue hydraulique en bois, remplacée en 1835 par une roue en fer actionnant deux pompes Cordier. Cette machine, d'après M. Baudin, devait fournir 100 pouces d'eau par jour, mais en 1857 la machine n'a fonctionné en moyenne que

(1) De Martin. Essai sur la topographie physique et médicale de la Ville de Narbonne, 1859.

onze heures vingt-cinq par jour, par suite de l'arrêt qui a eu lieu pendant la nuit et des pertes de temps produites par les eaux troubles, les réparations et les gelées. D'après les calculs de M. LAFONT, elle distribuait en ville, en 1853, 60 mètres cubes par heure, soit à peu près trois pouces; elle pouvait donc fournir 72 pouces par vingt-quatre heures, soit 1.440.000 litres, ce qui donnait par habitant 110 litres, alors qu'en 1857 elle n'a donné que 33 pouces 75, soit 675.000 litres, et par habitant 54 litres. La roue fonctionne encore, mais les deux pompes ont été modifiées en 1875 par la maison SCHABAVER, de Castres.

L'eau du canal ne peut être employée pour la boisson; elle est trouble pendant les trois quarts de l'année et n'est jamais absolument claire.

En août 1875, pour remédier à cet inconvénient, M. FAGES, alors architecte de la ville, fit des recherches d'eau potable, en établissant dans le lit du canal même un puisard à parois de charpente, complètement fermé, de 1 m. 55 de profondeur et de 1 m. 70 de longueur et de largeur, débitant 5 litres environ d'eau claire, parfaite comme température: 15°5, par une température extérieure de 27°2, qu'il eut le tort de considérer comme très potable, malgré de nombreux avis contraires, car l'analyse du 30 octobre 1878 vint lui donner un démenti retentissant. En effet, les résultats de cette analyse furent les suivants:

Degré hydrotimétrique	145°
Savon neutralisé par litre..........	14 gr. 5
Sels calcaires	1 gr. 003
Sels magnésiens	0 gr. 709
Acide sulfurique total.............	0 gr. 902

Des sulfates, beaucoup de chlorures.

Eau très insalubre.

Depuis 1878, aucune réparation sérieuse n'a été faite à la machinerie du château d'eau.

L'installation Cordier comprenait une galerie filtrante renfermant du gravier et du sable, auxquels du charbon pilé était mélangé; la filtration était inexistante et les eaux jamais complètement limpides.

Renonçant à la possibilité d'obtenir, par l'eau du canal, le complément d'eau nécessaire à l'alimentation d'eau de la ville, les ingénieurs chargés d'étudier l'amélioration de la distribution d'eau, en vinrent naturellement à envisager l'utilisation des eaux de l'Aude.

IV. — Canalisation de Férioles

En 1862, M. Moffre, ingénieur des ponts-et-chaussées, présenta un projet comprenant l'installation, au moulin de Férioles, situé sur l'Aude, à 10 kilomètres environ de Narbonne, de turbines et de pompes puisant l'eau dans des galeries filtrantes établies sur la rive droite de la rivière et la refoulant dans un bassin de jauge situé sur le plateau de Sciala, près du village de Moussan; de ce bassin de jauge, les eaux étaient amenées par la pente naturelle dans deux bassins construits au lieu dit « Les Geyssières » et pouvant contenir 4.400 mètres cubes; de là, une conduite forcée amenait les eaux dans un réservoir régulateur, établi aux « Moulinassés », à l'intérieur de la ville, sur le terrain militaire du bastion n° 29; ce réservoir dut être construit « à l'épreuve de la bombe », comme l'exigea le génie militaire.

Les longueurs des différentes conduites étaient les suivantes:

550 mètres conduite de refoulement en tuyaux de fonte de 0 m. 32 de diamètre.

5.600 mètres conduite de pente en béton de ciment de 0 m. 40 de diamètre.

3.500 mètres conduite forcée en fonte de 0 m. 30 de diamètre.

Les anciennes canalisations urbaines de distribution étaient utilisées.

Les principaux travaux de l'usine de Férioles furent terminés en 1864; le débit des galeries filtrantes ne donna que 22 litres par seconde, alors que M. Moffre comptait sur 60 litres. Ce ne fut pas d'ailleurs la seule désillusion, car les eaux filtrées restèrent toujours troubles.

Un second filtre, creusé dans un îlôt formé au milieu du lit de la rivière, en aval de barrage, compléta momentanément la fourniture d'eau potable nécessaire à la ville de Narbonne.

Dès 1873, le débit des filtres, appelés « filtre de bois » et « filtre de l'île », ne donnaient plus que 34 litres par seconde (expériences du 5 au 15 mai et du 25 au 30 décembre 1873); le déficit était comblé par l'eau prise directement en rivière, procédé éminemment préjudiciable à la santé publique.

En 1875, une galerie filtrante fut établie dans un petit îlôt bordant le canal de fuite des turbines; ce filtre débitait 29 l. 40, ce qui complétait la quantité d'eau jugée nécessaire à l'alimentation de la ville; malheureusement, le « filtre de bois » donnait des eaux de moins en moins abondantes, quoique toujours aussi peu limpides; aussi, dès 1877, l'architecte de la ville, M. Fages, faisait-il établir un quatrième filtre entre le pertuis de flottage de l'usine et le canal de fuite des turbines. Le débit de ce filtre atteignit 68 l. 4, lors de sa mise en service.

En 1880, le filtre de l'île devint à son tour stérile et fut reconstruit sur d'autres bases; il est aujourd'hui abandonné.

En 1899, le Conseil municipal confia à M. Bouffet, ingénieur en chef des ponts-et-chaussées, le projet d'amélioration d'un système d'alimentation en eau qui laissait toujours à désirer, malgré les dépenses faites. Ce projet, au lieu de conserver le matériel en fonction et de l'améliorer, fit table rase de tout ce qui existait, et ce ne fut que par un hasard heureux que les pompes Schabaver n° 3, installées en 1880, restèrent comme matériel de secours, ce qui permit, par la suite, de ne pas interrompre complètement la distribution d'eau en ville, lorsque le matériel neuf, mis prématurément hors d'usage, par suite d'erreur de montage et de manque d'entretien, eut besoin d'importantes réparations.

A l'heure actuelle, le groupe Schabaver est encore le seul groupe sur lequel on puisse compter, sans crainte d'arrêt prolongé.

La nouvelle installation fut mise définitivement en service en 1902, et, moins de quatre ans après, les résultats obtenus étaient désastreux. Cette installation comprenait deux turbines de 54 HP Piquart et Pictet, à arbre vertical, actionnant deux groupes Girard horizontaux, alimentés par deux nourricières verticales aspirantes à simple effet, conception inadmissible, qu'une erreur de calage de vilebrequins vint rendre presque inutilisable.

Deux puits filtrants, creusés sur la rive droite de l'Aude, mais en aval de l'usine, trop peu profonds et envoyant leurs eaux par siphonnement dans un puisard de concentration, contenant les conduites d'aspiration des groupes Girard, suffirent à peine pendant quelques années à alimenter ces pompes, et une nouvelle réfection dut être envisagée; le projet fut confié en 1913 à M.

Brouilhet, ingénieur des arts et manufactures, mais la guerre vint mettre obstacle à la réalisation des propositions faites, et en 1919 ces dernières, remaniées, provoquèrent de telles discussions au sein du Conseil municipal que la remise en état fut différée, le directeur des travaux, M. Grininger, étant chargé de modifier l'installation défectueuse, de façon à assurer un minimum de 125 litres par seconde, aux services municipaux et aux services particuliers.

L'usine de Férioles comprend en 1922: deux turbines Piquart et Pictet inutilisables, deux groupes horizontaux Girard pouvant refouler 100 litres par seconde, mus par des moteurs électriques de 70 HP installés en 1921; une turbine Dumont de 54 HP, actionnant le groupe Schabaver, dont la vitesse a été portée de 15 à 26 tours par minute, et qui refoule 50 litres par seconde.

Un troisième moteur électrique a été installé en mai 1922 et va bientôt actionner une centrifuge Farcot. Cette centrifuge refoulant 100 litres dans les bâches des Girard, permettra de supprimer l'alimentation de ces dernières par des pompes nourricières, causes d'accidents fréquents et parfois assez graves.

Sous peu, la population de Narbonne aura donc à sa disposition 150 litres d'eau par seconde, soit plus de 400 litres par habitant. En cas d'arrêt de la marche hydraulique et électrique, l'usine dispose de chaudières semi-tubulaires Bonnet-Spazin, de 60 mètres carrés de surface de chauffe, alimentant une machine à vapeur de 60 HP de la maison Buffaud-Robatel de Lyon; c'est la seule partie irréprochable de la machinerie installée en 1902.

Le nombre des réservoirs des Geyssières et de trois, le troisième ayant été construit en 1880; ils contiennent ensemble 8.150 mètres cubes d'eau, volume à peine suffisant pour la consommation d'une journée.

Deux conduites en fonte, la première de 300 millimètres, installée en 1864, et la seconde de 500 millimètres, installée en 1902, amènent en ville les eaux des bassins; les conduites de distribution urbaine, de diamètres variant de 0 m. 60 à 0 m. 30, ont un développement de 10 kilomètres environ.

La distribution publique est assurée au moyen de:

5 fontaines monumentales.
45 bornes fontaines à jet continu.
140 — — intermittent.
191 bouches d'arrosage à raccord d'incendie.
117 — — sans raccord d'incendie.
4 grues hydrauliques.
8 urinoirs à effet d'eau.

La distribution particulière comprend 1.800 concessions.

La consommation totale varie de 8.000 à 10.000 mètres cubes par jour.

Les concessions particulières sont munies de compteurs Siemens, en cours de remplacement, de compteurs Etoile à disque plat, ou de compteurs Stella à piston rotatif cylindrique. L'eau est livrée aux concessionnaires à raison de 0 fr. 50 le mètre cube.

Nous venons de passer en revue, en quelques pages, les ressources en eau qui peuvent alimenter Narbonne.

Il nous reste maintenant à nous rendre compte de la valeur alimentaire de ces eaux.

CHAPITRE IV

ETUDE CHIMIQUE

L'étude des eaux de notre ville a été faite au point de vue chimique et bactériologique, les deux méthodes se complétant mutuellement.

Les travaux de Pasteur ont fait connaître l'importance de la bactériologie et ont démontré l'absolue nécessité de ne pas consommer une eau trop chargée en certaines bactéries. D'autre part, l'analyse chimique peut seule nous faire connaître la valeur alimentaire d'une eau, car seule elle peut nous indiquer la nature des matières dissoutes qui font de ce liquide un véritable aliment.

C'est, en effet, dans l'eau que l'homme trouvera la dose de chaux nécessaire pour constituer une charpente osseuse, ainsi que celle indispensable pour réparer les pertes en cet élément entraîné par les produits d'élimination. L'homme devra puiser dans l'eau sa ration de croissance et sa ration d'entretien en chaux; il faudra donc connaître le taux de minéralisation en cet élément de l'eau qu'il consommera.

La chaux n'est d'ailleurs par le seul élément que l'homme prendra à l'eau pour l'assimiler; il y trouvera de la magnésie, associée si souvent à la chaux dans la nature; ces bases s'y rencontrent à l'état de carbonates, de sulfates et de chlorures, et la teneur de l'eau en ces éléments ne devra pas excéder certaines limites.

Dans toutes nos analyses chimiques, nous avons systématiquement suivi le plan suivant:

Nous avons effectué deux séries d'analyses, la première de décembre 1921 à février 1922, et la deuxième d'avril à juin, afin de suivre les variations saisonnières. Nous avons opéré sur onze échantillons d'eau que nous classerons en trois groupes.

Un premier groupe est constitué par les eaux du bassin de Fontfroide, qui, bien que n'alimentant plus la ville, pourraient, ainsi que nous le proposons, par la suite, contribuer partiellement à la consommation.

Nous avons prélevé un échantillon au bassin de concentration de Fontfroide et deux autres, l'un au jet de Montredon, le long de la canalisation, et l'autre au jet de Bouttes, avant l'entrée en ville.

Nous avons consacré un plus grand nombre d'analyses pour l'étude des eaux provenant de la captation du puits de Férioles.

Un premier prélèvement a été effectué au puits lui-même, un deuxième au bassin des Geyssières, un troisième au jet de Crabit, au cours de la canalisation, avant l'entrée en ville; enfin, dans la ville elle-même, nous avons effectué un prélèvement à la fontaine sur la place de la Mairie, un au robinet de notre laboratoire, un autre à la borne fontaine de l'impasse Corneille; enfin, un dernier, au point le plus éloigné de l'origine, à la sortie de la ville, à la borne fontaine de la rue des Jardins.

Nous avons enfin donné une analyse de l'eau de l'Aude, prise au milieu du lit de la rivière, à quelques mètres du moulin de Férioles.

TECHNIQUE EMPLOYEE

Prélèvement et transport des échantillons. — Nous avons recueilli pour chaque analyse cinq litres d'eau dans des bonbonnes neuves fermées avec des bouchons neufs; avant de puiser l'eau, les récipients ont été lavés à l'acide chlorhydrique étendu, puis avec de l'acide sulfurique étendu soigneusement rincées à l'eau distillée, enfin plusieurs fois rincées avec l'eau à analyser.

Détermination du résidu fixe. — Nous avons procédé tout d'abord aux dosages du résidu fixe à 180° C et au rouge, à ceux de la silice, des phosphates, du fer et de l'alumine, de la chaux et de la magnésie en suivant exactement le mode opératoire suivant:
—Après avoir rempli de l'eau à analyser un flacon jaugé de 1.000 cc., nous avons évaporé cette eau dans une capsule de porcelaine à bec de 250 cc. environ de capacité, reposant sur un bain-marie, recouverte d'un entonnoir qui la débordait largement, et quand il ne restait plus au fond de la capsule qu'une dizaine de centimètres cubes d'eau, nous versions cette eau dans une petite capsule tarée à bec, à fond plat, d'une quinzaine de centimètres cubes de capacité, du modèle de celles utilisées pour les extraits secs des laits, en prenant soin d'entraîner par

addition de quelques centimètres cubes d'eau distillée bouillante les sels fixés sur le pourtour de la grande capsule. Nous plaçions la petite capsule, jusqu'à poids constant, dans une étuve Wiessnegg maintenue à 180° C et nous déterminions ainsi le *résidu fixe à* 180° C.

Nous portions ensuite la capsule dans un moufle que nous chauffions au rouge sombre, et nous déterminions par différence avec la première pesée la perte au rouge représentant l'ensemble des *matières organiques et des substances volatiles* à cette température.

L'augmentation de poids de la capsule représentait le *résidu au rouge.*

Dosage de la silice. — Pour insolubiliser la silice dans ce résidu, nous l'additionnons de 5 cc. d'HCL pur et, ayant recouvert la capsule d'un petit entonnoir, nous la portions sur un bain de sable et évaporions le liquide à siccité sous la botte à acide. Après refroidissement, addition de 2 cc. de HCL pur, suivie d'une nouvelle évaporation au bain de sable, nous laissions refroidir la capsule et reprenions le résidu par une dizaine de centimètres cubes d'eau contenant 1 p. 100 de HCL. Nous filtrions la solution sur un filtre Berbélius de 9 centimètres placé sur ses, à l'aide de la même solution chlorhydrique, nous recueillions 70 à 80 cc. de liquide. Nous lavions la capsule à l'eau distillée bouillante au-dessus de l'entonnoir et portions exactement à 100 cc. le volume recueilli.

Le filtre retenait la silice et la solution chlorhydrique renfermait les phosphates, le fer et l'alumine, la chaux et la magnésie.

Après calcination du filtre, dont les cendres étaient négligeables, nous obtenions la silice. Nous faisions deux parts de 100 cc. de la solution chlorhydrique.

Recherche des phosphates. — Nous en prélevions 25 cc., soit le quart, dans un petit ballon jaugé, pour rechercher et doser en même temps les phosphates s'il y avait lieu, et nous réservions les trois quarts restant pour le dosage des autres éléments que nous venons d'énumérer, c'est-à-dire fer et alumine, chaux et magnésie.

Nous versions les 25 cc. dans un tube à essai de 50 cc. environ de capacité, nous l'additionnions de 10 cc. de réactif nitro-molybdique et le portions au bain-marie.

Nous plaçions à côté de lui deux tube semblables soigneusement étiquettés, contenant le premier 25 cc. de solution chlorhydrique à 1 % et 10 cc. de réactif nitro-bolybdique, et le second également 25 cc. de solution chlorhydrique à 2 % et 10 cc. de réactif nitro-molybdique, et en outre 1 cc de la solution obtenue en portant à 100 cc. par addition d'eau distillée 1 cc. de la solution de 25 gr. 210 de phosphate de soude dans un litre d'eau servant au titrage de la liqueur d'urane. Cette dernière solution chlorhydrique renfermant alors 5 centièmes de milligramme d'anhydride phosphorique examinée après une heure d'exposition au bain-marie, présente une coloration jaune très nette qui correspondrait à une teneur de 2 dixièmes de milligramme par litre d'eau dans le cas où le tube contenant l'eau à analyser présenterait une coloration identique.

Par comparaison colorimétrique, il est possible d'évaluer la teneur en phosphate avec une approximation suffisante.

Dans tous les cas, l'eau à analyser n'a pas plus présenté de coloration jaune que la solution chlorhydrique.

Dosage du fer et de l'alumine. — Les 75 cc. de solution chlorhydrique restants étaient versés dans un becherglass et additionnés de 10 cc. de chlorure d'ammonium à 10 %, de 5 cc. d'ammoniaque pour passer en solution alcaline.

Il se formait un précipité que nous laissions déposer un jour et qui renfermait le fer et l'alumine à l'état d'oxydes. Ce précipité était recueilli sur filtre sans cendres, séché et calciné. Comme dans tous les cas, il était blanc, très légèrement grisâtre; il est à présumer que l'oxyde de fer ne s'y trouve qu'en très faible quantité et qu'il était constitué presque intégralement par de l'oxyde d'alumine.

Pour rapporter le résultat au litre, nous multiplions par quatre tiers.

Dosage de la chaux. — Nous additionnions alors la solution alcaline filtrée de 10 cc. de solution d'oxalate d'ammonium à 10 % qui précipitait la chaux à l'état d'oxalate de chaux que nous laissions déposer un jour. Au bout de ce temps, le précipité était recueilli par filtration sur un petit filtre sans cendres, lavé par de l'eau additionnée de 10 % d'ammoniaque, séché à l'étuve et calciné. Comme dans cette calcination l'oxalate de chaux se transforme en partie en carbonate de chaux et en partie en chaux, nous reprenions le résidu par 1 cc. de SO^4H^2 pur versé goutte à goutte, pour éviter les projections que peut provoquer la mise en liberté de l'anhydride carbonique du carbonate; nous évaporions à siccité au bain de sable, nous calcinions et nous prenions le sulfate de chaux anhydre ainsi obtenu. Pour rapporter au litre, nous multipliions le poids obtenu par 4/3, puis par 0,4115, ce dernier chiffre étant le rapport entre le poids moléculaire de la chaux et celui du sulfate de chaux anhydre.

Dosage de la magnésie. — Nous additionnions ensuite la solution alcaline d'oxalate d'ammonium de 10 cc. de solution de phosphate de soude à 10 %, nous agitions la solution à l'aide d'une baguette de verre pour favoriser la formation du dépôt, et nous laissions le précipité de phosphate ammoniaco-magnésien se déposer pendant un jour. Recueilli sur filtre Berzélius, lavé à l'eau ammoniacale à 10 %, le précipité était séché à l'étuve, transformé par calcination en pyro-phosphate de magnésie et pesé sous ce dernier état.

Le poids trouvé, multiplié par 4/3, puis par 0,36, rapport entre la magnésie et le pyrophosphate de magnésie, nous donnait la teneur en magnésie par litre.

Pendant le temps assez long que nécessitaient les opérations précédentes, nous procédions à la détermination des degrés hydrotimétriques, au dosage de l'alcalinité de l'eau, aux recherches et aux dosages des éléments suivants. nitrites, nitrates, ammoniaque, chlorures, sulfates, matières organiques en milieu acide et en milieu alcalin, oxygène dissous.

Degrés hydrotimétriques. — Nous n'avons rien de particulier à signaler dans la détermination des degrés hydrotimétriques, si ce n'est que dans certains cas, comme en opérant directement pour obtenir le degré hydrotimétrique total, l'eau présentait un trouble assez accentué, nous opérions en diluant l'eau par un égal volume d'eau distillée et nous doublions alors les résultats obtenus.

Les résultats de ces déterminations nous ont permis de reconnaître que les teneurs de ces eaux en chaux et en magnésie étaient voisines de celles données par le dosage direct.

Détermination de l'alcalinité. — Nous effectuions cette détermination sur 200 cc. d'eau, que nous additionnions de 10 cc. de solution décinormale d'acide sulfurique et que nous portions ensuite cinq minutes à l'ébullition. Après refroidissement et addition de V gouttes de solution alcoolique de phénolphtaléine à 1 %, nous titrions l'excès d'acide en versant goutte à goutte une solution décinormale de soude jusqu'à coloration faiblement rosée et nous exprimions en carbonate de chaux l'acide sulfurique nécessaire pour saturer la totalité des carbonates.

Recherche des nitrites. — Nous avons effectué cette recherche par la méthode colorimétrique de Griess, nécessitant l'emploi d'une solution de 0 gr. 50 d'acide sulfurique dans 150 cc. d'acide acétique au dixième (solution a) et d'une solution obtenue en faisant bouillir 0 gr. 1 d'α naphtylamine solide avec 20 cc. d'eau, séparant par filtration la solution limpide du résidu bleu violet et ajoutant 150 cc. d'acide acétique au dixième (solution b).

Dans une fiole conique de 125 cc., nous avons versé 50 cc. d'eau, 2 cc. de la solution a, et nous avons placé cette fiole sur le bain-marie. En même temps, nous avons versé dans une seconde fiole de 125 cc. 55 cc. d'eau distillée additionnée également de 2 cc. de la solution a. Au bout de deux minutes, nous avons retiré les fioles du bain-marie et avons ajouté dans chacune d'elles 2 cc. de la solution b. En présence de traces de nitrites, il se produirait, au bout d'une minute, une coloration rosée. Nous avons constaté, dans la plupart des cas, que l'eau restait incolore, ainsi que l'eau distillée. Nous avons alors ajouté dans l'une des solutions un petit cristal de nitrite de soude et cette solution a pris immédiatement une coloration rose foncée.

Nous avons constaté, à l'aide d'une solution titrée de

nitrite de soude, que cette méthode permet d'apprécier ainsi le centième de milligramme de nitrite de soude par litre.

DOSAGE DES NITRATES. — Les eaux renfermant bien souvent des nitrates, nous avons dosé cet élément en utilisant la transformation du phénol en solution sulfurique en trinitro-phénol, et accentuant la coloration jaune obtenue en ajoutant de l'ammoniaque qui transforme le trinitrophénol en sel ammoniacal.

Nous avons employé, à cet effet, le réactif de Grandval et Lajoux et une solution de 1 gr. 57 de nitrate de soude par litre diluée au vingtième, c'est-à-dire telle que 1 cc. de cette solution renferme un vingtième de milligramme d'anhydride azotique. Nous avons préparé cette solution pour qu'en opérant sur le résidu d'évaporation de 50 cc. d'eau, le résultat trouvé soit tel que 1 cc. corresponde à 1 milligramme d'anhydride azotique. Le mode opératoire que nous avons strictement observé était le suivant:

Dans de petites capsules soigneusement lavées à l'eau distillée bouillante, nous avons versé respectivement 50 cc. d'eau et II, IV, VI, VIII, X, XV, XX, XXV et XXX gouttes de la solution de nitrate de soude, et nous avons fait évaporer au bain-marie. Sur les résidus obtenus nous avons versé V gouttes de réactif, nous avons ajouté 2 cc. d'ammoniaque, nous avons versé les solutions obtenues dans de petis tubes à essai soigneusement étiquetés, et nous avons rincé les capsules pour porter le volume à 10 cc. environ. Cette série nous permettait de déterminer la coloration correspondant à 0 milligr. 1, 0 milligr. 2, 0 gr. 0003. 0 gr. 0004, 0 gr. 0005, 0 gr. 00075, 0 gr. 001, 0 gr. 00125, 0 gr. 00150 de nitrate de soude.

Il ne nous restait plus qu'à comparer la coloration du tube contenant le résidu de l'eau, avec celle du tube dont la coloration se rapprochait le plus pour déterminer la teneur en nitrate avec une erreur ne dépassant pas le dixième de milligramme par litre.

Recherche et dosage de l'ammoniaque. — Nous avons procédé à cette recherche en versant 20 cc. d'eau dans un tube à essai et y ajoutant 1 cc. de réactif de Nessler. Nous n'avons obtenu une légère coloration brunâtre que dans les prises directement dans l'Aude. Pour apprécier la teneur, nous avons comparé les teintes obtenues avec celles que nous ont donné deux tubes renfermant 20 cc. d'eau distillée et 1 cc. de réactif de Nessler, additionnés, l'un de 1 cc. et l'autre de 2 cc. d'une solution renfermant par litre le dix-millième du poids moléculaire de chlorure d'ammonium, solution obtenue facilement en diluant au centième 1 cc. d'une solution normale de ce sel et portant encore à 100 cc. 1 cc. de cette dernière solution.

Les tubes ainsi obtenus prenaient une coloration brunâtre correspondant à celle que donneraient des eaux renfermant 0 milligr. 085 et 0 milligr. 17 d'ammoniaque par litre.

Dosage des chlorures. — Nous avons employé la méthode à l'azotate d'argent et au sulfocyanure alcalin, qui, s'effectuant en milieu nitrique, permet de procéder à ce dosage en présence de carbonates dont l'acide plus faible est déplacé par l'acide nitrique.

Dans un vase cylindrique d'environ 500 cc., nous avons versé 250 cc. que nous avons additionnés de 1 cc. d'acide nitrique pur et de 10 cc. d'une solution décinormale de nitrate d'argent; nous avons agité et laissé reposer. Après environ dix minutes de contact, nous avons filtré la solution sur filtre sans pli disposé au-dessus d'un vase de 500 cc.; nous avons entraîné par addition de quelques centimètres cubes d'eau distillée le résidu encore adhérent aux parois du vase et, après que tout le liquide a été filtré, d'un jet de pissette à eau chaude, nous avons lavé le précipité sur le filtre, pour entraîner tout le nitrate d'argent. Nous avons effectué un second lavage, pendant lequel nous nous sommes assuré que le liquide filtré ne donnait pas un trouble avec une solution de chlorure de sodium.

Dans cette solution limpide nous avons versé 2 cc. d'une solution saturée d'alun de fer ammoniacal et nous avons versé à, l'aide d'une burette graduée, une solution décinormale de sulfocyanure d'ammonium, jusqu'à ce que le liquide ait conservé une teinte rosée indiquant que la saturation de l'argent par le sulfocyanure était achevée.

En nous étant rendu compte, au préalable, que nos solutions normales correspondaient exactement, le nombre de centimètres cubes versés, déduit de 10, nous a fait connaître la quantité de nitrate d'argent précipité par les chlorures et nous avons exprimé les résultats obtenus en chlorure de sodium et en chlore.

Dosage des sulfates. — Nous avons dosé les sulfates en opérant également sur 250 cc. d'eau que nous avons additionnés de 1 cc. de HCL, placé sur le bain-marie, et dans laquelle nous avons ajouté, après chauffage, 10 cc. d'une solution chaude de chlorure de baryum à 10 %.

Nous avons laissé déposer, puis filtré sur papier Berzélius, lavé à l'eau distillée bouillante, séché et calciné le précipité de sulfate de baryum obtenu et exprimé le résultat en anhydride sulfurique en multipliant le poids trouvé par $\frac{4 \times 80}{233}$ ou 1,373.

Dosage des matières organiques. — Les matières organiques d'origine végétale étant surtout représentées par l'oxygène emprunté à une solution de permanganate de potasse en milieu acide et celles d'origine animale par ce dosage décelé en milieu alcalin, nous avons procédé à ces dosages en déterminant, dans les deux cas, le volume d'une solution titrée de permanganate de potasse que fixaient 100 cc. de l'eau à analyser.

Pour effectuer ces dosages, nous avons employé:

1° Une solution de permanganate de potasse obtenue en portant à 1.000 cc., par addition d'eau distillée, 125 cc. d'une solution renfermant 3 gr. 162 de permanganate de potasse par litre;

2° Une solution à 5 gr. de sulfate ferreux cristallisé, dans un litre d'eau distillée, additionnée de 20 cc. d'acide sulfurique pur;

3° Une solution au cinquième d'acide sulfurique;

4° Une solution saturée de bicarbonate de soude.

En solution acide, nous nous sommes servi de deux ballons, versant 100 cc. d'eau dans le premier, 200 cc. dans le second et en outre, dans chacun d'eux, 10 cc. d'acide sulfurique au cinquième et 20 cc. de la solution de permanganate. Nous avons porté les ballons exactement dix minutes à l'ébullition, nous les avons plongés dans l'eau froide et, quand la température a été voisine de 30°, nous avons ajouté dans chacun d'eux 10 cc. de la solution de sulfate ferreux, qui a amené la décoloration des solutions, et avons ramené les solutions à une légère teinte rose en versant goutte à goutte la solution de permanganate, à l'aide d'une burette graduée. La différence entre les deux volumes versés nous a indiqué le volume correspondant à 100 cc. d'eau. Chaque centimètre cube correspondait à 1 milligramme d'oxygène absorbé par 1 litre d'eau.

D'une façon analogue nous avons déterminé le volume de permanganate fixé par les matières organiques en milieu alcalin. Nous nous sommes servis encore, en effet, de deux ballons renfermant 100 et 200 cc. d'eau, qui étaient, dans ce cas, additionnés de la solution de bicarbonate de soude et de 20 cc. de la solution de permanganate. Comme précédemment, nous avons fait bouillir dix minutes, refroidir brusquement, puis nous avons repassé en milieu acide par addition d'acide sulfurique au cinquième et nous avons terminé l'opération en additionnant le contenu de chacun des ballons de 10 cc. de la solution de sulfate ferreux et revenant au rose par addition d'un volume exactement déterminé de permanganate de potasse.

Dosage de l'oxygène dissous. — Nous avons simplifié ce dosage, nécessitant un outillage spécial, en employant le mode opératoire suivant :

Nous avons fait arriver un lent courant d'anhydride carbonique, exempt d'HCL entraîné, par barbottage dans un laveur à l'eau, au fond d'un flacon bouchant à l'émeri d'environ 150 cc. de capacité et, après avoir constaté, en y plongeant une allumette enflammée qui s'éteignait aussitôt, que l'air était remplacé par ce gaz, nous y avons versé 100 cc. d'eau, 2 cc. d'une solution de soude à 20 % et 20 cc. d'une solution de sulfate ferreux ammoniacal à 7 grammes par litre. Nous avons fermé le flacon et nous avons laissé en contact dix minutes, pour laisser le temps à l'hydrate ferreux précipité d'être peroxydé par l'oxygène dissous.

Nous avons débouché alors le flacon, nous y avons versé 3 cc. d'acide sulfurique officinal, puis, à l'aide d'une burette, la solution titrée de permanganate renfermant un huitième de 3 gr. 16 de permanganate de potasse par litre, qui nous ont servi pour le dosage des matières organiques.

Nous avons déterminé, d'autre part, le volume de solution de permanganate absorbé dans les mêmes conditions dans une opération faite à blanc, et la différence de volume en centimètres cubes nous a donné le poids en milligrammes d'oxygène dissous par litre.

Nous avons obtenu le volume en divisant ce poids par le poids d'un litre d'oxygène à 0° et sous la pression de 760 mm.

RESULTATS ANALYTIQUES

Nos analyses donneront, pour chaque point d'eau étudié, les conditions de prélèvement, les caractères organoleptiques, les recherches générales, l'analyse hydrotimétrique, l'analyse minérale.

Les résultats pondéraux sont exprimés en milligrammes.

I. — ANALYSE DES EAUX DE FONTFROIDE

1° Eaux du Bassin de Concentration

a) *Analyse du 11 février 1922*

Conditions du prélèvement :

Endroit : Bassin de Concentration

Date	11 février
Heure	15
Vent, direction	sud-est
— force	moyenne
Etat atmosphérique : pendant	beau
— avant	légère pluie
Température de l'eau	14°8
— de l'air	10°8

Caractères organoleptiques :

Odeur	inodore
Aspect	limpide
Couleur	incolore
Saveur	normale
Conservation	bonne

Recherches générales :

Matières organiques (en O) mil. alc.	0,5
— — — mil. acide..	0,9
Oxygène dissous, en poids	7,9
— — en vol.	5 cc. 52
Ammoniaque	néant
Nitrites	néant
Nitrates	néant
Chlorures (en NaCl)	44
Phosphates (en P^2O^5)	néant

Hydrotimétrie :

Degré total	(A)	26°
— —	(B)	12°5
Degré permanent	(C)	10°
— —	(D)	5°

Analyse minérale :

Réaction	neutre
Résidu sec à 180°	376
— au rouge	328
Perte au rouge	48
Sulfates (SO^3)	44
Chaux (CaO)	104
Magnésie (MgO)	12
Silice (SiO^2)	10
$Fe^2O^3 + Al^2O^3$	30

Conclusions :

Eau potable d'après les conditions établies par le Congrès international de Bruxelles, 1885.

b) *Analyse du* 28 *avril* 1922

CONDITIONS DU PRÉLÈVEMENT :

Endroit : Bassin de Concentration

Date	27 avril
Heure	9
Vent, direction	nord-ouest
— force	léger
Etat atmosphérique : pendant	nuageux
— avant	pluie légère
Température de l'eau	13°5
— de l'air	9°

CARACTÈRES ORGANOLEPTIQUES :

Odeur	inodore
Aspect	limpide
Couleur	incolore
Saveur	normale
Conservation	bonne

RECHERCHES GÉNÉRALES :

Matières organiques (en O) mil. alc.	0.45
— — — mil. acide	0.9
Oxygène dissous, en poids	7 cc.
— — en vol.	4.9
Ammoniaque	néant
Nitrites	néant
Nitrates	0.3
Chlorures en (NaCl)	50
Phosphates en (P^2O^5)	néant

HYDROTIMÉTRIE :

Degré total	(A)	27°5
— —	(B)	10°
Degré permanent	(C)	9°4
— —	(D)	7°5

ANALYSE MINÉRALE :

Réaction	neutre
Résidu sec à 180°	405
— au rouge	350
Perte au rouge....................	55
Sulfates (SO^3)	74
Chaux (CaO)	10
Magnésie (MgO)	106
Silice (SiO^2)	28
$Fe^2O^3 + Al^2O^3$	26

CONCLUSIONS :

Eau dont la teneur en sulfates, la perte au rouge rendent suspectes ; le degré hydrotimétrique (D) = 7°5, la teneur en sulfates et en magnésie, sont beaucoup plus élevés que dans l'analyse du 11 février, elle décèle un enrichissement en magnésie. Les eaux du bassin de concentration n'ont pas une composition régulière, variable dans d'assez grandes limites avec la saison. Ce sont des eaux à surveiller.

2° EAUX DU JET DE- MONTREDON

a) *Analyse du* 11 *février* 1922

CONDITIONS DU PRÉLÈVEMENT :

Endroit............. Jet de Montredon

Date	11 février
Heure	15 h. 15
Vent, direction	sud-est
— force	moyenne
Etat atmosphérique : pendant	légère pluie
— avant	beau
Température de l'eau	11°5
— de l'air	11°

CARACTÈRES ORGANOLEPTIQUES :

Odeur	inodore
Aspect	limpide
Couleur	incolore
Saveur	bonne
Conservation	bonne

RECHERCHES GÉNÉRALES :

Matières organiques (en O) mil. alc.	0.4
— — — mil. acide	0.7
Oxygène dissous, en poids	8.05
— — en vol.	5 cc. 64
Ammoniaque	néant
Nitrites	néant
Nitrates	1.2
Chlorures en (NaCl)	49
Phosphates en (P^2O^5)	néant

HYDROTIMÉTRIE :

Degré total (A)	24°5
— — (B)	9°
Degré permanent (C)	9°
— — (D)	4°5

ANALYSE MINÉRALE :

Réaction	neutre
Résidu sec à 180°	340
— au rouge	278
Perte au rouge	62
Sulfates (SO^3)	34
Chaux (CaO)	97
Magnésie (MgO)	9.5
Silice (SiO^2)	20
$Fe^2O^3 + Al^2O^3$	20

CONCLUSIONS :

Eau potable ; conclusions analogues à celles du Bassin de Concentration.

b) *Analyse du 27 avril 1922*

CONDITIONS DU PRÉLÈVEMENT :

Endroit............ Jet de Montredon

Date	27 avril
Heure	9 h. 15
Vent, direction	nord-ouest
— force	léger
Etat atmosphérique : pendant	pluie légère
— avant	nuageux
Température de l'eau	13°
— de l'air	9°

CARACTÈRES ORGANOLEPTIQUES :

Odeur	inodore
Aspect	limpide
Couleur	incolore
Saveur	normale
Conservation	bonne

RECHERCHES GÉNÉRALES :

Matières organiques (en O) mil. alc.....	0.35
— — — mil. acide...	0.70
Oxygène dissous, en poids	7 cc.
— — en vol.	4.9
Ammoniaque	néant
Nitrites	néant
Nitrates	0.4
Chlorures en (NaCl)................	50
Phosphates en (P^2O^5)................	néant

Hydrotimétrie :

Degré total	(A)	26°5
— —	(B)	9°
Degré permanent	(C)	7°
— —	(D)	7°

Analyse minérale :

Réaction	neutre
Résidu sec à 180°	400
— au rouge	345
Perte au rouge	55
Sulfates (SO^3)	74.5
Chaux (CaO)	10
Magnésie (MgO)	97
Silice (SiO^2)	26
$Fe^2O^3 + Al^2O^3$	27

Conclusions :

Eau suspecte par sa teneur en résidu sec, sa perte au rouge, sa richesse en sulfates, en magnésie et par son degré hydrotimétrique (D) 7°.

3° Jet de Bouttes

a) *Analyse du* 11 *février* 1922

Conditions du prélèvement :

Endroit : Jet de Bouttes (route de Toulouse)

Date	11 février
Heure	15 h. 30
Vent, direction	sud-est
— force	moyenne
Etat atmosphérique : pendant	légère pluie
— avant	beau
Température de l'eau	7°4
— de l'air	6°7

Caractères organoleptiques :

Odeur	inodore
Aspect	limpide
Couleur	incolore
Saveur	normale
Conservation	bonne

Recherches générales :

Matières organiques (en O) mil. alc.	0.3
— — — mil. acide	0.6
Oxygène dissous, en poids	8 cc.
— — en vol.	5.6
Ammoniaque	néant
Nitrites	néant
Nitrates	2.8
Chlorures en (NaCl)	48
Phosphates en (P^2O^5)	néant

Hydrotimétrie :

Degré total (A)	21°5
— — (B)	9°
Degré permanent (C)	9°5
— — (D)	4°5

Analyse minérale :

Réaction	neutre
Résidu sec à 180°	298
— au rouge	252
Perte au rouge	46
Sulfates (SO^3)	42
Chaux (CaO)	86
Magnésie (MgO)	10
Silice (SiO^2)	10
$Fe^2O^3 + Al^2O^3$	20

Conclusions :

Eau potable.

b) *Analyse du 28 avril* 1922

CONDITIONS DU PRÉLÈVEMENT :

Endroit : Jet de Bouttes (route de Toulouse)

Date	27 avril
Heure	9 h. 15
Vent, direction	nord-ouest
— force	léger
Etat atmosphérique : pendant	légère pluie
— avant	nuageux
Température de l'eau	12°5
— de l'air	8°2

CARACTÈRES ORGANOLEPTIQUES :

Odeur	inodore
Aspect	limpide
Couleur	incolore
Saveur	normale
Conservation	bonne

RECHERCHES GÉNÉRALES :

Matières organiques (en O) mil. alc.	0.30
— — — mil. acide	0.60
Oxygène dissous, en poids	7 cc.
— — en vol.	4.90
Ammoniaque	néant
Nitrites	néant
Nitrates	0.5
Chlorures en (NaCl)	50
Phosphates en (P^2O^5)	néant

Hydrotimétrie :

Degré total	(A)	24°
— —	(B)	9°
Degré permanent	(C)	9°
— —	(D)	7°

Analyse minérale :

Réaction	neutre
Résidu sec à 180°	370
— au rouge	320
Perte au rouge......................	50
Sulfates (SO^3)	68
Chaux (CaO)	88
Magnésie (MgO)	26
Silice (SiO^2)	10
$Fe^2O^3 + Al^2O^3$	16

Conclusions :

Eau suspecte par la variation des sels minéraux dissous.

Conclusions générales pour le groupe de Fontfroide

L'étude des différentes analyses faites montre une variation, selon la saison, dans la minéralisation des eaux que nous avons analysées.

Des analyses de contrôle faites en juin, du jet de Bouttes, nous ont confirmé l'enrichissement des eaux de Fontfroide en sulfate de magnésie. Cet enrichissement est décelé: 1° par l'augmentation du degré hydrotimétrique D qui correspond aux sels de magnésie solubles autres que le bicarbonate; 2° par la teneur plus élevée en résidu sec à 180° ; 3° par la richesse en SO^3 et en MgO.

D'autre part, l'analyse décèle une minéralisation plus

faible à l'arrivée de l'eau en ville. Ceci explique l'obstruction de la canalisation et les dépôts parfois considérables contre lesquels ont dû lutter les différents ingénieurs qui se sont occupés de ces eaux pendant les quatre cents ans de leur utilisation.

Ces caractères sont généraux aux eaux de source prenant naissance dans les couches calcaires plus ou moins dolomitisées, en contact avec les terrains triasiques, tels que nous les trouvons dans la colline de Fontfroide.

Si on compare la température des eaux de cette origine, on voit qu'elle est influencée nettement dans son parcours et que la canalisation, si on voulait la reprendre, demanderait un isolement thermique plus sérieux.

Les recherches bactériologiques de Daumézon sur les eaux de Fontfroide aboutissent à des conclusions analogues à celles que nous permet d'établir l'analyse chimique.

En résumé, les eaux de Fontfroide peuvent apporter un complément à l'alimentation de la ville, à une condition, d'être strictement surveillées.

II. — ANALYSE DES EAUX DE FERIOLES

° Sortie du puits filtrant a l'usine élévatoire de Férioles

a) *Analyse du 1er janvier* 1922

Conditions du prélèvement :

Endroit : sortie du puits filtrant (usine)

Date	1er janvier
Heure	11
Vent, direction	nord-ouest
— force	moyenne
Etat atmosphérique : pendant	légère pluie
— avant	beau
Température de l'eau	10°
— de l'air	12°

Caractères organoleptiques :

Odeur	inodore
Aspect	limpide
Couleur	incolore
Saveur	bonne
Conservation	bonne

Recherches générales :

Matières organiques (en O) mil. alc.	0.2
— — — mil. acide	0.5
Oxygène dissous, en poids	8.4
— — en vol.	5 cc. 87
Ammoniaque	néant
Nitrites	néant
Nitrates	1.3
Chlorures en (NaCl)	45
Phosphates en (P^2O^5)	néant

Hydrotimétrie :

Degré total	(A)	22°
— —	(B)	7°
Degré permanent	(C)	10°
— —	(D)	6°

Analyse minérale :

Réaction	neutre
Résidu sec à 180°	338
— au rouge	270
Perte au rouge	68
Sulfates (SO^3)	55
Chaux (CaO)	70
Magnésie (MgO)	19
Silice (SiO^2)	12
$Fe^2O^3 + Al^2O^3$	26

Conclusions :

Eau potable.

b) *Analyse du* 3 *juin* 1922

Conditions du prélèvement :

Endroit : sortie du puits filtrant (usine)

Date	3 juin
Heure	9 h. 30
Vent, direction	nord-ouest
— force	léger
Etat atmosphérique : pendant	petite crue
— avant	nuageux
Température de l'eau	12°
— de l'air	15°

Caractères organoleptiques :

Odeur	inodore
Aspect	limpide
Couleur	incolore
Saveur	bonne
Conservation	bonne

RECHERCHES GÉNÉRALES :

Matières organiques (en O) mil. alc.....	0.3
— — — mil. acide...	0.5
Oxygène dissous, en poids	7.10
— — en vol.	4 cc. 97
Ammoniaque	néant
Nitrites	néant
Nitrates	0.2
Chlorures en (NaCl).................	35
Phosphates en (P^2O^5)...............	néant

HYDROTIMÉTRIE :

Degré total (A)...............	20°
— — (B)...............	6°5
Degré permanent (C)...............	9°
— — (D)...............	4°5

ANALYSE MINÉRALE :

Réaction	neutre
Résidu sec à 180°	270
— au rouge	220
Perte au rouge.................	50
Sulfates (SO^3)	48
Chaux (CaO)	57
Magnésie (MgO)	16
Silice (SiO^2)	9
$Fe^2O^3 + Al^2O^3$	18

CONCLUSIONS :

Eau potable.

2° Bassin des Geyssières

a) *Analyse du* 11 *février* 1922

Conditions du prélèvement :

Endroit.......... Bassin des Geyssières

Date	11 février
Heure	14
Vent, direction	sud-est
— force	moyenne
Etat atmosphérique : pendant	légère pluie
— avant	beau
Température de l'eau	14°5
— de l'air	11°3

Caractères organoleptiques :

Odeur	inodore
Aspect	limpide
Couleur	incolore
Saveur	bonne
Conservation	bonne

Recherches générales :

Matières organiques (en O) mil. alc.....	0.3
— — — mil. acide...	0.6
Oxygène dissous, en poids	8.2
— — en vol.	5 cc. 72
Ammoniaque	néant
Nitrites	néant
Nitrates	0.5
Chlorures en (NaCl)..................	46
Phosphates en (P^2O^5).................	néant

Hydrotimétrie :

Degré total	(A)	23°5
— —	(B)	12°
Degré permanent	(C)	10°
— —	(D)	6°5

Analyse minérale :

Réaction	neutre
Résidu sec à 180°	250
— au rouge	205
Perte au rouge	45
Sulfates (SO^3)	44
Chaux (CaO)	60
Magnésie (MgO)	20
Silice (SiO^2)	10
$Fe^2O^3 + Al^2O^3$	20

Conclusions :

Eau potable.

b) *Analyse du 5 mai* 1922

Conditions du prélèvement :

Endroit .... Bassin des Geyssières

Date	5 mai
Heure	10 h. 15
Vent, direction	nord-ouest
— force	léger
Etat atmosphérique : pendant	crue du 3
— avant	nuageux
Température de l'eau	12°5
— de l'air	15°

CARACTÈRES ORGANOLEPTIQUES :

Odeur	inodore
Aspect	limpide
Couleur	incolore
Saveur	bonne
Conservation	bonne

RECHERCHES GÉNÉRALES :

Matières organiques (en O) mil. alc.	0.2
— — — mil. acide	0.4
Oxygène dissous, en poids	7.6
— — en vol.	5 cc. 3
Ammoniaque	néant
Nitrites	néant
Nitrates	0.2
Chlorures en (NaCl)	34
Phosphates en (P^2O^5)	néant

HYDROTIMÉTRIE :

Degré total (A)	18°
— — (B)	9°
Degré permanent (C)	10°
— — (D)	5°

ANALYSE MINÉRALE :

Réaction	neutre
Résidu sec à 180°	220
— au rouge	180
Perte au rouge	40
Sulfates (SO^3)	37
Chaux (CaO)	45
Magnésie (MgO)	17
Silice (SiO^2)	6
$Fe^2O^3 + Al^2O^3$	20

Conclusions :

Eau potable au point de vue chimique.

3° Jet de Crabit

a) *Analyse du 16 décembre 1921*

Conditions du prélèvement :

Endroit : Jet de Crabit (entrée de la Ville)

Date	16 décembre
Heure	10 h. 30
Vent, direction	nord-ouest
— force	faible
Etat atmosphérique : pendant	beau
— avant	beau
Température de l'eau	10°5
— de l'air	8°5

Caractères organoleptiques :

Odeur	inodore
Aspect	limpide
Couleur	incolore
Saveur	bonne
Conservation	bonne

Recherches générales :

Matières organiques (en O) mil. alc.	0.2
— — — mil. acide	0.5
Oxygène dissous, en poids	8.6
— — en vol.	6 cc. 03
Ammoniaque	néant
Nitrites	néant
Nitrates	0.5
Chlorures en (NaCl)	32
Phosphates en (P^2O^5)	néant

HYDROTIMÉTRIE :

Degré total	(A)	26°5
— —	(B)	11°5
Degré permanent	(C)	12°
— —	(D)	6°5

ANALYSE MINÉRALE :

Réaction	neutre
Résidu sec à 180°	340
— au rouge	280
Perte au rouge	60
Sulfates (SO^3)	72
Chaux (CaO)	62
Magnésie (MgO)	29
Silice (SiO^2)	18
$Fe^2O^3 + Al^2O^3$	20

CONCLUSIONS :

Eau potable.

b) *Analyse du 5 mai* 1922

CONDITIONS DU PRÉLÈVEMENT :

Endroit : Jet de Crabit (entrée de la Ville)

Date	5 mai
Heure	10 h. 15
Vent, direction	nord-ouest
— force	faible
Etat atmosphérique : pendant	crue du 3 mai
— avant	nuageux
Température de l'eau	13°
— de l'air	17°

CARACTÈRES ORGANOLEPTIQUES :

Odeur	inodore
Aspect	limpide
Couleur	incolore
Saveur	normale
Conservation	bonne

Recherches générales :

Matières organiques (en O) mil. alc.....	0.3
— — — mil. acide...	0.4
Oxygène dissous, en poids	7.4
— — en vol.	5 cc. 17
Ammoniaque	néant
Nitrites	néant
Nitrates	0.7
Chlorures en (NaCl)................	35
Phosphates en (P^2O^5)................	néant

Hydrotimétrie :

Degré total (A)................	19°
— — (B)................	9°
Degré permanent (C)................	9°
— — (D)................	5°

Analyse minérale :

Réaction	neutre
Résidu sec à 180°	210
— au rouge	175
Perte au rouge....................	35
Sulfates (SO^3)	37
Chaux (CaO)	50
Magnésie (MgO)	17
Silice (SiO^2)	5
$Fe^2O^3 + Al^2O^3$	6

Conclusions :

Eau potable.

1° Fontaine de la Mairie (point moyen de la canalisation)

a) *Analyse du 16 décembre* 1921

Conditions du prélèvement :

Endroit : Fontaine de la Mairie

Date	16 décembre
Heure	10
Vent, direction	nord-ouest
— force	faible
Etat atmosphérique : pendant	beau
— avant	beau
Température de l'eau	10°7
— de l'air	8°2

Caractères organoleptiques :

Odeur	inodore
Aspect	limpide
Couleur	incolore
Saveur	normale
Conservation	bonne

Recherches générales :

Matières organiques (en O) mil. alc.	0.2
— — — mil. acide	0.5
Oxygène dissous, en poids	8.5
— — en vol.	5 cc. 94
Ammoniaque	néant
Nitrites	traces
Nitrates	1.4
Chlorures en (NaCl)	44
Phosphates en (P^2O^5)	néant

HYDROTIMÉTRIE :

Degré total	(A)	27°5
— —	(B)	12°
Degré permanent	(C)	10°
— —	(D)	7°

ANALYSE MINÉRALE :

Réaction	neutre
Résidu sec à 180°	380
— au rouge	320
Perte au rouge	60
Sulfates (SO^3)	67
Chaux (CaO)	84
Magnésie (MgO)	23
Silice (SiO^2)	10
$Fe^2O^3 + Al^2O^3$	45

CONCLUSIONS :

Le taux des chlorures, des pertes au rouge, des sulfates, rendent cette eau suspecte au point de vue chimique.

Différents essais complémentaires nous ont donné des résultats analogues. Un d'entre eux nous a permis de déceler des traces de nitrites. Eau à surveiller de très près, pouvant être contaminée par des infiltrations provenant des fosses non étanches, ou par des causes de pollution accidentelle.

b) *Analyse du 18 avril 1922*

CONDITIONS DU PRÉLÈVEMENT :

Endroit : Fontaine de la Mairie

Date	18 avril
Heure	9 h. 15
Vent, direction	nord-ouest
— force	grand vent
Etat atmosphérique : pendant	beau
— avant	beau
Température de l'eau	11°
— de l'air	14°

CARACTÈRES ORGANOLEPTIQUES :

Odeur	inodore
Aspect	limpide
Couleur	incolore
Saveur	normale
Conservation	bonne

RECHERCHES GÉNÉRALES :

Matières organiques (en O) mil. alc.....	0.3
— — — mil. acide...	0.4
Oxygène dissous, en poids	7.05
— — en vol.	4 cc. 93
Ammoniaque	néant
Nitrites	néant
Nitrates	0.5
Chlorures en (NaCl).................	30
Phosphates en (P^2O^5).................	néant

HYDROTIMÉTRIE :

Degré total (A)................	20°5
— — (B)................	10°
Degré permanent (C)................	7°
— — (D)................	6°

ANALYSE MINÉRALE :

Réaction	neutre
Résidu sec à 180°	270
— au rouge	215
Perte au rouge.......................	55
Sulfates (SO^3)	48
Chaux (CaO)	55
Magnésie (MgO)	18
Silice (SiO^2)	6
$Fe^2O^3 + Al^2O^3$	12

Conclusions :

Eau potable, mais sujette à la contamination d'après les résultats qui précèdent.

5° Fontaine impasse Corneille

a) *Analyse du 9 décembre* 1921

Conditions du prélèvement :

Endroit...... Fontaine impasse Corneille

Date	9 décembre
Heure	10
Vent, direction	nord-ouest
— force	très fort
Etat atmosphérique : pendant	légère pluie
— avant	beau
Température de l'eau	12°
— de l'air	9°1

Caractères organoleptiques :

Odeur	inodore
Aspect	limpide
Couleur	incolore
Saveur	normale
Conservation	bonne

Recherches générales :

Matières organiques (en O) mil. alc.....	1
— — — mil. acide...	1.3
Oxygène dissous, en poids	8.4
— — en vol.	5 cc. 87
Ammoniaque	néant
Nitrites	néant
Nitrates	0.2
Chlorures en (NaCl)..................	37
Phosphates en (P^2O^5)................	néant

HYDROTIMÉTRIE :

Degré total	(A)	27°
— —	(B)	12°5
Degré permanent	(C)	11°
— —	(D)	6°5

ANALYSE MINÉRALE :

Réaction	neutre
Résidu sec à 180°	370
— au rouge	315
Perte au rouge	55
Sulfates (SO^3)	80
Chaux (CaO)	75
Magnésie (MgO)	21
Silice (SiO^2)	16
$Fe^2O^3 + Al^2O^3$	60

CONCLUSIONS :

Eau potable.

b) *Analyse du 18 avril 1922*

CONDITIONS DU PRÉLÈVEMENT :

Endroit...... Fontaine impasse Corneille

Date	18 avril
Heure	9 h. 30
Vent, direction	nord-ouest
— force	grand vent
Etat atmosphérique : pendant	beau
— avant	beau
Température de l'eau	11°
— de l'air	14°

Caractères organoleptiques :

Odeur	inodore
Aspect	limpide
Couleur	incolore
Saveur	normale
Conservation	bonne

Recherches générales :

Matières organiques (en O) mil. alc.	0.3
— — — mil. acide	0.5
Oxygène dissous, en poids	7.15
— — en vol.	5 cc.
Ammoniaque	néant
Nitrites	néant
Nitrates	0.4
Chlorures en (NaCl)	37
Phosphates en (P^2O^5)	néant

Hydrotimétrie :

Degré total	(A)	23°
— —	(B)	10°
Degré permanent	(C)	12°
— —	(D)	6°5

Analyse minérale :

Réaction	neutre
Résidu sec à 180°	290
— au rouge	240
Perte au rouge	50
Sulfates (SO^3)	50
Chaux (CaO)	60
Magnésie (MgO)	20
Silice (SiO^2)	9
$Fe^2O^3 + Al^2O^3$	20

Conclusions :

Eau potable.

6° Robinet du Laboratoire

a) *Analyse du 2 décembre* 1921

Conditions du prélèvement :

Endroit : Robinet du Laboratoire

Date	2 décembre
Heure	9
Vent, direction	sud
— force	faible
Etat atmosphérique : pendant	légère crue
— avant	pluvieux
Température de l'eau	13°
— de l'air	11°

Caractères organoleptiques :

Odeur	inodore
Aspect	limpide
Couleur	incolore
Saveur	normale
Conservation	bonne

Recherches générales :

Matières organiques (en O) mil. alc.	0.2
— — — mil. acide	0.5
Oxygène dissous, en poids	8.3
— — en vol.	5 cc. 8
Ammoniaque	néant
Nitrites	néant
Nitrates	0.2
Chlorures en (NaCl)	35
Phosphates en (P^2O^5)	néant

Hydrotimétrie :

Degré total	(A)	27°
— —	(B)	10°5
Degré permanent	(C)	11°
— —	(D)	6°

Analyse minérale :

Réaction	neutre
Résidu sec à 180°	366
— au rouge	320
Perte au rouge	46
Sulfates (SO^3)	83
Chaux (CaO)	72
Magnésie (MgO)	22
Silice (SiO^2)	18
$Fe^2O^3 + Al^2O^3$	41

Conclusions :

Eau potable.

b) *Analyse du* 18 *avril* 1922

Conditions du prélèvement :

Endroit : Robinet du Laboratoire

Date	18 avril
Heure	9
Vent, direction	nord-ouest
— force	grand vent
Etat atmosphérique : pendant	beau
— avant	beau
Température de l'eau	12°
— de l'air	15°

Caractères organoleptiques :

Odeur	inodore
Aspect	limpide
Couleur	incolore
Saveur	normale
Conservation	bonne

Recherches générales :

Matières organiques (en O) mil. alc.....	0.3
— — — mil. acide...	0.5
Oxygène dissous, en poids	7.25
— — en vol.	5 cc.
Ammoniaque	néant
Nitrites	néant
Nitrates	0.7
Chlorures en (NaCl)................	37
Phosphates en (P^2O^5)................	néant

Hydrotimétrie :

Degré total (A)................	20°5
— — (B)................	10°
Degré permanent (C)................	7°
— — (D)................	6°

Analyse minérale :

Réaction	neutre
Résidu sec à 180°	275
— au rouge	227
Perte au rouge................	48
Sulfates (SO^3)	50
Chaux (CaO)	56
Magnésie (MgO)	18
Silice (SiO^2)	8
$Fe^2O^3 + Al^2O^3$	16

Conclusions :

Eau potable.

7° Fontaine de la rue des Jardins
(point extrême de la canalisation)

a) *Analyse du 16 décembre* 1921

Conditions du prélèvement :

Endroit............ Fontaine rue des Jardins

Date	16 décembre
Heure	11
Vent, direction	nord-ouest
— force	faible
Etat atmosphérique : pendant	beau
— avant	beau
Température de l'eau	11°4
— de l'air	9°

Caractères organoleptiques :

Odeur	inodore
Aspect	limpide
Couleur	incolore
Saveur	normale
Conservation	bonne

Recherches générales :

Matières organiques (en O) mil. alc.....	0.2
— — — mil. acide...	0.5
Oxygène dissous, en poids	8.3
— — en vol.	5 cc. 8
Ammoniaque	néant
Nitrites	néant
Nitrates	1.2
Chlorures en (NaCl)..................	44
Phosphates en (P^2O^5)................	néant

Hydrotimétrie :

Degré total	(A)	27°5
— —	(B)	13°
Degré permanent	(C)	11°5
— —	(D)	7°5

Analyse minérale :

Réaction	neutre
Résidu sec à 180°	390
— au rouge	325
Perte au rouge	65
Sulfates (SO^3)	74
Chaux (CaO)	78
Magnésie (MgO)	34
Silice (SiO^2)	19
$Fe^2O^3 + Al^2O^3$	»

Conclusions :

Eau potable. Excès de perte au rouge. A surveiller.

b) *Analyse du* 20 *avril* 1922

Conditions du prélèvement :

Endroit	Fontaine rue des Jardins
Date	20 avril
Heure	10
Vent, direction	nord-ouest
— force	grand vent
Etat atmosphérique : pendant	beau
— avant	beau
Température de l'eau	11°5
— de l'air	14°5

CARACTÈRES ORGANOLEPTIQUES :

Odeur	inodore
Aspect	limpide
Couleur	incolore
Saveur	normale
Conservation	bonne

RECHERCHES GÉNÉRALES :

Matières organiques (en O) mil. alc.	0.25
— — — mil. acide	0.4
Oxygène dissous, en poids	7.1
— — en vol.	4 cc. 97
Ammoniaque	néant
Nitrites	néant
Nitrates	0.2
Chlorures en (NaCl)	36
Phosphates en (P^2O^5)	néant

HYDROTIMÉTRIE :

Degré total (A)	18°5
— — (B)	10°
Degré permanent (C)	10°
— — (D)	6°

ANALYSE MINÉRALE :

Réaction	neutre
Résidu sec à 180°	250
— au rouge	200
Perte au rouge	50
Sulfates (SO^3)	48
Chaux (CaO)	50
Magnésie (MgO)	17
Silice (SiO^2)	6
$Fe^2O^3 + Al^2O^3$	16

CONCLUSIONS :

Eau potable.

Conclusions générales du bassin de Férioles

Les eaux provenant du bassin de Férioles présentent les caractères d'une eau potable au point de vue chimique, mais la minéralisation est influencée dans ces eaux par les variations saisonnières, ce qui est montré par les analyses comparatives du même point d'eau. D'autre part, les analyses d'eau des différentes bornes-fontaines échelonnées le long de la canalisation montrent une contamination possible par le sous-sol urbain, insuffisamment débarrassé des eaux vannes de notre agglomération. L'étude de l'eau de la fontaine monumentale de la Mairie est particulièrement intéressante à ce sujet, quelquefois potable, mais plus souvent suspecte ; ce point d'eau mérite d'être surveillé étroitement. Il serait bon de connaître les causes de ces pollutions possibles et y remédier au plus tôt, la fontaine étant située en plein cœur de la cité.

Suivant l'époque de l'année, la borne-fontaine de la rue des Jardins, située après la traversée de la ville, offre aussi les caractères d'une eau suspecte et nous indique que les bornes-fontaines de la périphérie de la ville doivent être surveillées d'une façon toute particulière.

III. — ANALYSES DE L'EAU DE LA RIVIERE D'AUDE

a) *Analyse du 1er janvier* 1922

Conditions du prélèvement :

Endroit : au milieu de la rivière (en face le puits filtrant)

Date	1er janvier
Heure	12
Vent, direction	nord-ouest
— force	moyenne
Etat atmosphérique : pendant	légère pluie
— avant	beau
Température de l'eau	5°
— de l'air	10°

Caractères organoleptiques :

Odeur	inodore
Aspect	trouble
Couleur (après filtration)	incolore
Saveur	»
Conservation	douteuse

Recherches générales :

Matières organiques (en O) mil. alc.	2
— — — mil. acide	2
Oxygène dissous, en poids	8.6
— — en vol.	6 cc. 03
Ammoniaque	0.08
Nitrites	présence
Nitrates	0.4
Chlorures en (NaCl)	14
Phosphates en (P^2O^5)	néant

HYDROTIMÉTRIE :

Degré total	(A)	14°
— —	(B)	9°5
Degré permanent	(C)	8°5
— —	(D)	4°

ANALYSE MINÉRALE :

Réaction	neutre
Résidu sec à 180°	240
— au rouge	195
Perte au rouge....................	45
Sulfates (SO^3)	35
Chaux (CaO)	43
Magnésie (MgO)	12
Silice (SiO^2)	10
$Fe^2O^3 + Al^2O^3$	19

CONCLUSIONS :

Eau très mauvaise pour la consommation, par la richesse en matière organique oxydable en milieu alcalin par le permanganate ; par la présence de nitrites ; par sa conservation douteuse. La minéralisation et la teneur en gaz dissous, indique bien une eau de rivière et la composition de cette eau s'écarte sensiblement de la composition des eaux précédentes.

A rejeter de la consommation.

b) *Analyse du 3 juin* 1922

CONDITIONS DU PRÉLÈVEMENT :

Endroit : au milieu de la rivière (en face le puits filtrant)

Date	3 juin
Heure	9 h. 30
Vent, direction	nord-ouest
— force	faible
Etat atmosphérique : pendant	crue rivière
— avant	nuageux
Température de l'eau	11°5
— de l'air	15°

Caractères organoleptiques :

Odeur	inodore
Aspect	trouble
Couleur (après filtration)	incolore
Saveur	»
Conservation	douteuse

Recherches générales :

Matières organiques (en O) mil. alc.	1.8
— — — mil. acide	1.8
Oxygène dissous, en poids	8.3
— — en vol.	5 cc. 8
Ammoniaque	présence
Nitrites	présence
Nitrates	0.7
Chlorures en (NaCl)	17
Phosphates en (P^2O^5)	néant

Hydrotimétrie :

Degré total	(A)	16°5
— —	(B)	5°5
Degré permanent	(C)	6°
— —	(D)	5°

Analyse minérale :

Réaction	neutre
Résidu sec à 180°	250
— au rouge	195
Perte au rouge	55
Sulfates (SO^3)	27
Chaux (CaO)	64
Magnésie (MgO)	18
Silice (SiO^2)	12
$Fe^2O^3 + Al^2O^3$	26

Conclusions :

Eau suspecte par la présence des nitrites, par sa conservation douteuse. A rejeter de la consommation.

Conclusions générales sur les eaux de la rivière

Les deux analyses précédentes, en tout point d'ailleurs entièrement comparables avec les analyses de la rivière publiées par différents auteurs, décèle une eau impropre à la consommation, par sa teneur en matières organiques d'origine animale, par la présence des nitrites, par sa conservation douteuse. On y retrouve les caractères des eaux de rivière, riches en gaz, relativement pauvres en sels dissous. Quant aux sédiments isolés par filtration des eaux de la rivière, leur composition est assez banale ; nous avons pu caractériser des grains plus ou moins fins d'argile, mêlés d'assez rares cristaux de calcite et de brindilles végétales.

CHAPITRE V

ETUDE BACTERIOLOGIQUE

Au point de vue de l'hygiène publique, l'étude bactériologique des eaux d'alimentation présente une importance peut-être plus grande que leur étude chimique.

Les deux méthodes se complètent d'ailleurs sans pouvoir, en aucun cas se suppléer, car l'introduction dans l'organisme d'un germe vivant, agent de transmission de maladies contagieuses, peut avoir les conséquences les plus funestes. Une eau douce peut, en effet, présenter les apparences les plus séduisantes, sa teneur en sels minéraux peut être parfaite; elle n'en sera que plus dangereuse si elle véhicule des germes morbides.

Les causes de contamination peuvent être nombreuses dans la traversée d'une ville ancienne et plusieurs fois reconstruite sur place. A l'action d'un sol souillé depuis si longtemps, d'une canalisation dont la perfection est peut-être incomplète, d'une système d'égoût plus ou moins étanche ou inexistant, s'ajoute une autre cause, due aux crues fréquentes de l'Aude, dont l'eau peut se mélanger à celle refoulée dans les canalisations Aussi, est-il nécessaire de surveiller de très près la pureté des eaux d'alimentation et de multiplier les essais bactériologiques. Une analyse isolée n'a qu'une valeur relative;

aussi, avons-nous multiplié nos recherches, en faisant nos essais à des saisons différentes, sur le même point d'eau.

L'analyse bactériologique réclame un soin tout particulier et doit être accompagnée de minutieuses précautions. Nous avons eu soin de stériliser, au préalable, tous les objets qui devaient être mis en contact avec l'eau analysée.

Technique employée

Prise d'échantillons. — Nous nous sommes servi a petits flacons en verre très propres, fermés par un bouchon de liège neuf. Le tout a été stérilisé à 180° et porté sur le point de la prise enveloppé dans un papier blanc stérilisé dans la même opération. Les prélèvements ont été faits en évitant toute cause de contamination par les mains ou par l'extérieur. Le flacon une fois rempli, nous avons flambé le goulot et le bouchon à la lampe à alcool, bouché immédiatement et enduit bouchon et goulot de cire à cacheter.

Les échantillons ont été transportés immédiatement au laboratoire dans une glacière. Les ensemencements ont été faits quelques heures après la prise d'eau.

Méthode. — Dans nos analyses, nous avons suivi les techniques classiques ayant pour but:

1° D'évaluer approximativement le nombre de bactéries, puisqu'il a été établi que les eaux renferment une teneur microbienne proportionnelle à leur pollution et qu'il est permis de juger de la pureté d'une eau d'après les estimations de Miquel basées sur le nombre de germes au centimètre cube;

2° De reconnaître parmi les espèces obtenues s'il s'en trouve de pathogènes ou suspectes.

I. — Analyse quantitative. — Numération des germes

Nous nous sommes servi du procédé de Miquel (méthode des cultures sur plaques de gélatine), qui donne des résultats jugés pratiquement satisfaisants.

Nous avons donc fait la numération des germes aérobies sur plaques de gélatine, en boîtes de Petri, en opérant de la façon suivante:

Au moyen d'une pipette stérile donnant L gouttes au centimètre cube, nous avons prélevé d'une façon rigoureusement aseptique l'eau à analyser et dans chacune des boîtes de Petri stérile nous avons laissé tomber I, II, V gouttes d'eau représentant des ensemencements respectifs de 1/50, 1/25, 1/10 de centimètre cube d'eau.

Nous avons alors versé dans chacune des boîtes 10 cc. environ du milieu suivant porté à 40°:

Pour l'analyse d'hiver:

Gélatine extra-fine	80 gr.
Peptone Billault	20 gr.
Chlorure de sodium.....	5 gr.
Eau	1.000 gr.

Pour l'analyse d'été:

Gélatine extra-fine	120 gr.
Peptone Billault	20 gr.
Chlorure de sodium.....	5 gr.
Eau	1.000 gr.

Après avoir bien homogénéisé le mélange d'eau et de gélatine par de légers mouvements de roulis imprimés à la boîte, nous l'avons porté à une température de 16° en hiver, et de 20° en été, couvercle en dessous.

Vingt-quatre à quarante-huit heures après, nous pouvions commencer à dénombrer les colonies, et tous les jours nous avons pratiqué la numération, du moins autant que la liquéfaction de la gélatine nous permettait de le faire.

La moyenne des trois boîtes nous a donné le chiffre définitif de germes par centimètre cube, soit au bout de quinze jours, soit, à cause de liquéfaction, au troisième, quatrième, cinquième jour; dans ce cas, nous nous sommes servi, en été du coefficient Miquel, en hiver du coefficient Vincent.

II. — Analyse qualitative

Isolement et numération du colibacille

La numération des microbes contenus dans une eau ne suffisant pas pour apprécier son degré de pureté, nous avons eu recours ensuite au deuxième procédé d'appréciation, qui consiste à rechercher les microbes pathogènes.

Cette recherche est très difficile, pour ne pas dire illusoire, et les divers procédés d'isolement aboutissent à peu près uniquement à la découverte du colibacille. Aussi, sa présence et son abondance (colimétrie) sont-elles d'une grande signification, et il est admis actuellement que le colibacille est pris comme témoin, signifiant une contamination, plus ou moins rapprochée, par des matières fécales.

Pour son isolement, nous avons opéré suivant le procédé Vincent.

Cette méthode de choix s'appuie sur la possibilité de culture du colibacille à 41°5 sur milieu additionné d'acide phénique.

L'eau peptonée étant le milieu nutritif utilisé, nous avons donc ensemencé à doses graduellement croissantes sur eau peptonée phéniquée de formule :

Peptone Billault	10 gr.
Chlorure de sodium.............	5 gr.
Solution d'acide phénique à 5 %..	17 cc.
Eau Q. S. pour................	1.000 cc.

Ainsi, nous avons réparti aseptiquement dans cinq tubes contenant chacun 10 cc. d'eau peptonée phéniquée : 0 cc. 05, 0 cc. 10, 0 cc. 25, 0 cc. 50, 1 cc. d'eau ; dans deux tubes contenant 20 cc. d'eau peptonée phéniquée : 2 cc., 5 cc. d'eau à analyser.

Enfin, dans des ballons stériles, nous avons réparti 10, 20, 50, 100, 200 cc. d'eau, que nous avons peptonée à raison, par 10 cc. de 0 cc. 2 d'eau peptonée concentrée de formule :

Peptone Billault	50 gr.
Chlorure de sodium......	25 gr.
Eau	100 cc.

et que nous avons phéniquée à raison, par 10 cc. de V gouttes d'une solution d'acide phénique à 5 %, mesurée avec une pipette stérile donnant XXX gouttes au centimètre cube.

Dix-huit à vingt-quatre heures après la mise à l'étuve à 41°5, nous avons retenu les milieux qui avaient poussé.

Nous avons contrôlé alors la spécificité du germe puisque les deux conditions : acide phénique et température de 41°5 n'excluent pas tout ce qui n'est pas colibacille (*bacillus subtilis, bacillus moscutoricus,* etc... poussant sur ce milieu).

Pour caractériser ainsi le colibacille, nous avons réensemencé les liquides troubles (les dilutions les plus faibles ayant poussé et présentant des bacilles mobiles ne prenant pas le Gram) sur ce milieu phéniqué.

Trois repiquages, à intervalles de dix heures nous ont alors permis d'isoler le germe sur milieu d'Endo par ensemencement en surface et en profondeur.

En même temps, nous ensemencions le troisième repiquage sur eau peptonée; lait tournesolé; bouillon au rouge neutre de Rochaix (1); milieux au papier rouge neutre, au papier au plomb de Hollande et Beauverie (2); milieu Grimbert.

La production d'indol sur eau peptonée, la coagulation avec rougissement du lait tournesolé, le jaunissement avec fluorescence des milieux au rouge neutre, le rougissement avec production d'une collerette de gaz du milieu Grimbert, le non noircissement des milieux au plomb, la présence de colonies rouges cantharidées sur milieu d'Endo, et enfin la morphologie du colibacille étaient autant de caractères nous permettant de le caractériser.

Pour la recherche de l'indol, nous devons signaler, comme l'a fait J. Fabre (3), que la réaction indol-nitreuse de Salkowsky, modifiée par Macé (4), nous a toujours donné de bons résultats.

---

(1) Recherche rapide de la contamination bactériologique des eaux de boisson, par Rochaix, août 1917. *Revue d'hygiène et de police sanitaire.*

(2) « Papiers réactifs collodionnés », comptes rendus de la Société de biologie du 18 décembre 1915.

(3) Thèse doctorat, Montpellier, 1920.

(4) Traité de bactériologie, 1915, t. II, p. 809.

Recherches des anaérobies

La constatation de la présence d'anérobies stricts dans l'eau étant d'une grande importance, nous avons usé du procédé de Vignal pour leur recherche.

Après avoir ensemencé avec 1 cc. d'eau un tube contenant 10 cc. du milieu suivant :

Gélatine	15 gr.
Glucose	1 gr.
Glycérine	1 gr.
Eau	100 gr.

coloré avant l'emploi avec quelques gouttes de sulfo-indigotate de soude, nous l'avons aspiré dans un tube de Vignal multicoudé. Après remplissage, nous l'avons scellé aux deux extrémités et mis à solidifier. Nous l'observions ensuite à un température de 20°.

Colimétrie. — Interprétation des résultats

On admet conventionnellement que le tube ou ballon ensemencé avec la plus petite quantité d'eau ayant poussé a été ensemencé avec un seul colibacille. Nous avons donc noté le tube ou ballon qui, pour la moindre dilution, nous avait permis de caractériser le colibacille. En rapportant le nombre de colibacilles au litre par les estimations de H. Vincent, nous avons pu interpréter les résultats de nos analyses. Par les estimations de Miquel, nous avons pu également apprécier cette eau par le nombre de germes au centimètre cube.

Une analyse bactériologique isolée n'ayant qu'une valeur relative, nous avons employé cette même méthode d'analyse sur une série d'échantillons prélevés à des saisons différentes.

RESULTATS
DE NOS ANALYSES BACTERIOLOGIQUES

I. — ANALYSES DES EAUX DE FERIOLES

1° Sortie du puits filtrant a l'usine de Férioles

a) *Analyse du 1er janvier* 1922

Prise d'échantillons :

Les échantillons ont été prélevés le 1er janvier 1922 à 10 heures du matin d'une façon rigoureusement aseptique dans des flacons de 150 cc. stériles (chaque flacon étant enfermé dans un étui métallique également stérile) et maintenus dans la glace jusqu'aux ensemencements, qui eurent lieu le jour même.

Le prélèvement a été fait au robinet extérieur de l'Usine de Férioles, à la sortie du puits filtrant.

Conditions du prélèvement :

Endroit : sortie du puits filtrant (usine)

Date	1er janvier.
Heure	10 heures
Température de l'eau	10°
— de l'air	12°

Numération :

Nombre de germes microbiens aérobies par cc. au quinzième jour................	93
— de microbes liquéfiant la gélatine......	1
— de moisissures	1
Odeur des cultures..........................	non désagréable
Nombre de colibacilles au litre................	néant

Conclusion :

D'après les estimations de H. Vincent.........	eau très pure
— — de Miquel	eau très pure

b) *Analyse du 24 mai 1922*

Conditions du prélèvement :

Endroit : sortie du puits filtrant (usine)

Date	24 mai
Heure	10 h. 45
Température de l'eau	14°5
— de l'air	24°

Numération :

Nombre de germes microbiens aérobies par cc. au huitième jour..................	60
— rapporté au quinzième jour avec le coefficient de Miquel..............	107
(La numération ayant été interrompue au huitième jour par suite de la liquéfaction totale due à des moisissures liquéfiantes, ce chiffre est inférieur à la réalité de 45 % et doit être, en se servant du coefficient de Miquel, de 107 par cc.)	
Nombre de microbes liquéfiant la gélatine......	néant
— de moisissures	néant
— — liquéfiantes	33
Odeur des cultures..........................	non désagréable
Nombre de colibacilles au litre................	néant

Conclusion :

D'après les estimations de H. Vincent.........	eau très pure
— — de Miquel	eau très pure

2° Bassin des Geyssières

a) *Analyse du 1er janvier* 1922

Prise d'échantillons :

Les prélèvements ont été effectués dans les mêmes conditions que précédemment et mis immédiatement dans la glace.

Conditions du prélèvement :

Endroit : Bassin des Geyssières

Date	1er janvier.
Heure	10 h. 30
Température de l'eau	12°2
— de l'air	15°

Numération

Nombre de germes microbiens aérobies par cc. au quinzième jour................	362
— de microbes liquéfiant la gélatine......	2
— de moisissures	8
— — liquéfiantes	néant
Odeur des cultures...........................	légèrement ammoniacale.
Nombre de colibacilles au litre.................	20

Conclusion :

D'après les estimations de H. Vincent.........	eau de bonne qualité
— — de Miquel	eau pure

b) *Analyse du 24 mai* 1922

CONDITIONS DU PRÉLÈVEMENT :

Endroit : Bassin des Geyssières

Date	24 mai
Heure	11 h. 20
Température de l'eau	14°
— de l'air	24°

NUMÉRATION :

Nombre de germes microbiens aérobies par cc. au cinquième jour	176
— rapporté au quinzième jour avec le coefficient de Miquel	332
— de microbes liquéfiant la gélatine	néant
— de moisissures	néant
— — liquéfiantes	30
Odeur des cultures	non désagréable
Nombre de colibacilles au litre	néant

CONCLUSION :

D'après les estimations de H. Vincent	eau très pure
— — de Miquel	eau pure

3° JET DE CRABIT

a) *Analyse du 1er janvier* 1922

PRISE D'ÉCHANTILLONS :

Comme précédemment.

CONDITIONS DU PRÉLÈVEMENT :

Endroit : Jet de Crabit

Date	1er janvier.
Heure	11 heures
Température de l'eau	11°5
— de l'air	15°

Numération :

Nombre de germes microbiens aérobies par cc. au quinzième jour	194
— de microbes liquéfiant la gélatine	néant
— de moisissures	néant
— — liquéfiantes	5
Odeur des cultures	non désagréable
Nombre de colibacilles au litre	20

Conclusion :

D'après les estimations de H. Vincent	eau de bonne qualité
— — de Miquel	eau pure

b) *Analyse du* 24 *mai* 1922

Conditions du prélèvement :

Endroit: Jet de Crabit

Date	24 mai
Heure	11 h. 40
Température de l'eau	17°
— de l'air	25°

Numération :

Nombre de germes microbiens aérobies par cc. au cinquième jour	200
— rapporté au quinzième jour avec le coefficient de Miquel	377
— de microbes liquéfiant la gélatine	3
— de moisissures	4
— — liquéfiantes	9
Odeur des cultures	fétide
Nombre de colibacilles au litre	100

Conclusion :

D'après les estimations de H. Vincent.........	eau passable
— — de Miquel	eau pure

4° Fontaine de la Mairie

a) *Analyse du* 1er *janvier* 1922

Prise d'échantillons :

Comme précédemment.

Conditions du prélèvement :

Endroit : Fontaine de la Mairie

Date	1er janvier.
Heure	11 h. 30
Température de l'eau	12°
— de l'air	15°5

Numération :

Nombre de germes microbiens aérobies par cc. au quinzième jour................	187
— de microbes liquéfiant la gélatine......	néant
— de moisissures	6
— — liquéfiantes	néant
Odeur des cultures..........................	non désagréable
Nombre de colibacilles au litre................	100

Conclusion :

D'après les estimations de H. Vincent.........	eau passable
— — de Miquel	eau pure

b) *Analyse du 24 mai 1922*

CONDITIONS DU PRÉLÈVEMENT :

Endroit : Fontaine de la Mairie

Date	24 mai
Heure	12 h. 15
Température de l'eau	15°
— de l'air	26°

NUMÉRATION :

Nombre de germes microbiens aérobies par cc. au quatrième jour................	1.436
— rapporté au quinzième jour avec le coefficient de Miquel..............	3.710
— de microbes liquéfiant la gélatine......	87
— de moisissures	16
— — liquéfiantes	78
Odeur des cultures.........................	putride
Nombre de colibacilles au litre................	200

CONCLUSION :

D'après les estimations de H. Vincent......... eau suspecte
(début ou déclin de contamination plus grande)
— — de Miquel .... eau médiocre

5° FONTAINE DE LA RUE DES JARDINS

a) *Analyse du 1er janvier 1922*

PRISE D'ÉCHANTILLONS :

Comme précédemment.

CONDITIONS DU PRÉLÈVEMENT :

Endroit : fontaine rue des Jardins

Date	1er janvier.
Heure	11 h. 45
Température de l'eau	12°
— de l'air	14°8

NUMÉRATION :

Nombre de germes microbiens aérobies par cc. au quinzième jour................	162
— de microbes liquéfiant la gélatine......	3
— de moisissures	4
— — liquéfiantes	néant
Odeur des cultures.........................	fétide
Nombre de colibacilles au litre...............	20

CONCLUSION :

D'après les estimations de H. Vincent.........	eau de bonne qualité
— — de Miquel	eau pure

b) *Analyse du 24 mai* 1922

CONDITIONS DU PRÉLÈVEMENT :

Endroit : fontaine rue des Jardins

Date	24 mai
Heure	12 heures
Température de l'eau	15°5
— de l'air	26°

NUMÉRATION :

Nombre de germes microbiens aérobies par cc. au cinquième jour................	160
— rapporté au quinzième jour avec le coefficient de Miquel..............	291
— de microbes liquéfiant la gélatine......	8
— de moisissures	9
— — liquéfiantes	5
Odeur des cultures..........................	fétide
Nombre de colibacilles au litre................	100

CONCLUSION :

D'après les estimations de H. Vincent.........	eau passable
— — de Miquel	eau pure

II. — ANALYSES DE L'EAU DE LA RIVIERE D'AUDE

a) *Analyse du* 1er *janvier* 1922

PRISE D'ÉCHANTILLONS :

Comme précédemment, le goulot du flacon stérile étant dirigé contre le courant.

CONDITIONS DU PRÉLÈVEMENT :

Endroit : au milieu de la rivière (en face le puits filtrant)

Date	1er janvier.
Heure	11 heures
Température de l'eau	5°
— de l'air	10°

NUMÉRATION :

Nombre de germes microbiens aérobies par cc. au huitième jour	4.561
— rapporté au quinzième jour avec le coefficient de Miquel	13.210
— de microbes liquéfiant la gélatine	1.075
Odeur des cultures	putride
Nombre de colibacilles au litre	20.000 au minimum.

CONCLUSION :

D'après les estimations de H. Vincent	eau profondément souillée, dangereuse pour la boisson
— — de Miquel	eau impure

b) *Analyse du* 24 *mai* 1922

Conditions du prélèvement :

Endroit : au milieu de la rivière (en face le puits filtrant)

Date	24 mai
Heure	10 h. 30
Température de l'eau	19°
— de l'air	24°

Numération :

Nombre de germes microbiens aérobies par cc. au deuxième jour..................	4.500
— rapporté au quinzième jour avec le coefficient de Miquel..............	33.088
Odeur des cultures..........................	putride
Nombre de colibacilles au litre................	20.000

Conclusion :

D'après les estimations de H. Vincent	eau profondément souillée, dangereuse pour la boisson
— — de Miquel ...	eau impure

La recherche des anaérobies faite seulement avec les échantillons d'hiver et d'été de l'Usine de Férioles (puits filtrant), de la fontaine de la Mairie, et de la borne-fontaine de la rue des Jardins, a été toujours négative.

Conclusions générales. — Application des résultats

Il nous est maintenant possible de formuler des conclusions bien nettes, établies par les six analyses bactériologiques d'hiver et les six analyses d'été précédentes.

Pour nos analyses d'hiver, notre numération des colonies sur plaques de gélatine nous donne une moyenne de

204 germes au centimètre cube; la numération d'été donne 276 bactéries au centimètre cube, exception faite de la fontaine de la place de la Mairie.

En nous basant sur un classement établi par une longue expérience, avec la technique dont nous nous sommes servi, nous pouvons conclure que cette eau est de teneur moyenne, propre à la consommation.

D'ailleurs, la spécification des bactéries vient heureusement compléter les données de cette numération. Depuis la sortie du puits filtrant jusqu'à la fontaine la plus éloignée (rue des Jardins), aucun échantillon ne nous a donné du colibacille en cultures au-dessous de 10 cc., exception faite pour l'eau de la fontaine de la place de la Mairie, qui nous a donné des cultures de colibacilles avec l'ensemencement de 5 cc. Il semble que la canalisation de cette fontaine soit contaminée; au point de vue bactérien, cette eau est un peu différente des autres. Ce point d'eau doit dont être surveillé, cette souillure pouvant devenir inquiétante.

La recherche des anaérobies faite sur quelques échantillons ayant paru négative, nous pouvons conclure que dans leur ensemble, au point de vue bactériologique, les eaux de Férioles sont de bonne qualité.

CONCLUSIONS GENERALES

Il résulte de l'étude chimique et bactériologique qui précède que la ville de Narbonne est alimentée en eau potable, mais que ces eaux sont trop sensibles aux variations saisonnières et doivent être surveillées d'une façon rigoureuse. Certaines fontaines publiques paraissent tout particulièrement exposées à des causes suspectes de pollutions; nous citerons la fontaine de la Mairie et, à un moindre degré, celle de la rue des Jardins.

Les eaux du puits filtrant de Férioles présentent des caractères chimiques et bactériologiques bien différents de ceux de la rivière d'Aude.

Il est fort difficile d'admettre que les eaux refoulées par les pompes de Férioles dans les canalisations alimentant la ville soient des eaux de l'Aude simplement filtrées. Il faudrait que la filtration, parfaite au point de vue bactériologique, soit accompagnée d'une minéralisation particulièrement heureuse en tous points.

Il est plus simple de penser que les eaux du puits filtrant ont une origine mixte et ne proviennent ni directement, ni uniquement de la rivière. Le puits est sûrement alimenté par une nappe qui se renouvelle par des infiltrations de la rivière et par les eaux de surface tombées sur une assez vaste étendue.

Cette origine mixte expose cette eau à des souillures

accidentelles à la saison des pluies et aux époques de crues, mais en temps normal, lorsque l'Aude a repris son niveau habituel, nos eaux d'alimentation sont très satisfaisantes.

Elles ne laisseront rien à désirer le jour où seront définitivement appliquées les solutions suivantes, en ce qui concerne la distribution des eaux destinées à la consommation privée et publique :

Première solution. — Utiliser les canalisations d'eau de sources en exécutant les réparations strictement nécessaires pour les amener à la fontaine monumentale de la place de la Mairie, le débit prévu étant de 1 litre par seconde pour les trois jets.

Employer le Château d'Eau, l'installation étant complétée par un groupe moto-pompe de 60 HP, les pompes refoulant 100 litres par seconde pour l'arrosage des rues, des promenades et des jardins, au moyen de canalisations spéciales à établir.

Il ne serait plus alors demandé, en temps normal, à l'usine de Férioles, que l'eau fournie aux concessions et aux fontaines, quantité estimée à 50 litres par seconde au minimum.

La marche d'un seul groupe, turbine Girard ou moto-pompe électrique serait alors suffisante.

Cette solution, la plus logique, aurait été facilement réalisée si les trois systèmes d'adduction d'eau n'avaient été négligés, au point de rendre la remise en état à peu près impossible, par suite de la dépense à faire.

Deuxième solution. — Améliorer graduellement l'amenée des eaux de sources et l'installation du Château d'Eau et ne tabler que sur Férioles pour alimenter la ville en eau. Dans ce cas, il serait nécessaire, soit de creuser un nouveau puits filtrant à proximité du puits établi en 1910 par l'ingénieur de la ville, aux frais de la commune de Moussan, soit d'utiliser les puits de 1902 qui, très probablement, ont un trop faible débit, parce qu'ils n'ont pas été assez descendus, ce qu'une expérience prochaine démontrera.

Le puits de 1910 fournit seul l'eau de la distribution depuis douze ans; il n'a pu être descendu à la cote que désirait atteindre l'ingénieur municipal, par suite d'un afflux d'eau si considérable que trois pompes, débitant ensemble plus de 200 litres par seconde, ne purent l'épuiser; le travail du puisatier dut être interrompu à la cote (3 m. 79) par suite de cet afflux d'eau, ce qui tendrait à donner raison à l'ingénieur, lorsque ce dernier estime qu'un puits d'une section de 3 mètres de diamètre, descendu à la cote 2 mètres donnerait plus de 150 litres par seconde.

Les terrains traversés lors du creusement du puits de 1910 sont les suivants:

De la cote (12.00) à la cote (8.00): alluvion;

De la cote (8.00) à la cote (5.00): sable fin mélangé de rares galets;

De la cote (5.00) à la cote (3.79): gravier de grosseur ordinaire prenant une couleur marron foncé vers la cote (4.00), indice d'une nappe souterraine importante.

Nous ajouterons enfin un travail qui nous paraît indispensable et urgent pour éviter la pénétration de l'eau de rivière dans les ouvrages de captage. Il suffirait pour cela de continuer le béton armé des puits existant ou à établir jusqu'à la cote (17 mètres) et de ménager autour de ces puits, de la cote (9.00) à la cote (10.00), un anneau de sable fin parfaitement lavé, soigneusement pilonné, de 5 mètres de diamètre extérieur, le diamètre intérieur étant donné par le diamètre extérieur du béton du puits. Ce sable serait placé dans une couronne de béton de 0 m. 50 d'épaisseur et de mêmes diamètres.

A ces mesures, il faudrait ajouter la création d'un périmètre de protection des puits filtrants, la révision de la canalisation urbaine, un contrôle sévère des divers points d'eau de la ville par de fréquentes analyses chimiques et bactériologiques, et enfin la suppression des arrêts de l'eau.

BIBLIOGRAPHIE

Annales des anciens consuls de la ville de Narbonne.

Astruc et Japin. — Précis d'hydrologie et de minéralogie.

Auville (d'). — Notice de l'ancienne Gaule tirée des monuments romains. Paris, 1760.

Baucher (F.). — Analyse des eaux potables et minérales.

Baudard (P.-A.). — Essai sur la numismatique ibérienne. Paris, 1859.

Besse. — Histoire des ducs de Narbonne.

Casimi et Sinclair. — L'eau pure à Nice.

Capman. — Mémoires historiques sur le commerce de Barcelone.

Chantemesse et Mosny. — Traité d'hygiène: approvisionnement communal.

Catel. — Mémoire de l'Histoire de Languedoc. Toulouse, 1633.

Ciceron. — Oratio pro Fonteio.

Clapiès (de). — Mémoires sur les fontaines de Narbonne, 1720.

Conil. — Mémoires sur les eaux.

Coreil (F.). — Les eaux potables.

Coural (M.). — Le canal maritime. Bousquet, Narbonne, 1886.

Cros-Mayrevieille (G.). — L'assistance publique et privée en Languedoc. Montpellier, 1914.

DAUMEZON (G.). — Les eaux des sources de Narbonne, 1913.

DAUMEZON (Mme). — Travaux sur l'hygiène et les eaux de Narbonne.

DEVIC et D. VAISSETTE. — Histoire générale de Languedoc. Edit. Privat. Toulouse, 1889.

DOPTER et SACQUEPÉE. — Précis de bactériologie. Baillière.

DIENERT (F.). — Eaux de sources et eaux minérales, 1912.

FABRE (J.). — Thèse de doctorat en pharmacie. Montpellier, n° 118.

FAGES. — Travaux municipaux, 1875.

FAUCON (M.-A.). — Leçons d'hydrologie; programme Montpellier, 1919.

GACHON. — Histoire de Languedoc, Paris, Boivin, 1921.

GAUTIER (Armand). — Les eaux de sources de Narbonne, 1862.

GRAVEROL (F.). — Histoire sur vingt-deux villes chefs de diocèse de la province de Languedoc. Toulouse, 1696.

GRININGER. — Travaux sur l'hygiène et sur les adductions d'eaux de la ville de Narbonne, 1919-1922.

HANOTEAUX (G.). — Histoire de la nation française. Les Origines par Imbart de la Tour.

HOLLANDE et BEAUVERIE. — Papiers réactifs collodionnés.

IMBEAUX. — *Annuaire des distributions d'eau.* Edit. 1900.

— L'alimentation en eau et l'assainissement des villes. 2 vol., 1902.

ISIDORE. — Orig., liv. XI, chap. I.

LAFONT. — Notes sur les fontaines, 1863.

Librairie Larousse. — La France. Narbonne et l'Aude.

LENTHÉRIC. — Les villes mortes du golfe de Lion.

Lettres royaux de 1364. Doat, t. 53, folio 339-353.

Macé. — Traité de bactériologie. Baillière, 6e édit..

Marco (de). — Marca hispanica rive limes hispanicus.

Martin (de). — Essai sur la topographie physique et médicale de la ville de Narbonne, 1859.

— Les eaux de la ville de Narbonne, 1862.

Miquel et Gambier. — Pratique de l'analyse bactériologique des eaux.

Pouchet. — Eaux potables.

Rochaix (A.). — Revue d'hygiène et de police sanitaire, 1917.

Sarcos (O.). — Les eaux d'alimentation de Carcassonne, 1900.

Rouzaud. — Notes *Bulletin Commission archéologique de Narbonne.*

Sidoine-Appollinaire. — Traduction Eugène Bart, Paris, Didot, 1887.

Sigal (abbé). — Contribution à l'histoire de la cathédrale de Saint-Just. *Bull. de la Commission archéologique de Narbonne*, 1921.

Thomas (E.). — Recherches sur la position des Celto-Volques.

— *Annuaire administratif pour* 1883. Montpellier.

Tournal fils. — Constitution géognostique du bassin de Narbonne, 1828.

Vincent (J.). — Recherches bactériologiques.

Zune. — Traité d'analyse des eaux potables.

Archives municipales.

Archives de la Sous-Préfecture.

TABLE DES MATIÈRES

www.ingramcontent.com/pod-product-compliance
Ingram Content Group UK Ltd.
Pitfield, Milton Keynes, MK11 3LW, UK
UKHW021101260726
13994UKWH00002B/630

9 782329 089218